Aamir Al Mosawi

Wzorzec upośledzenia umysłowego u irackich dzieci

Aamir Al Mosawi

Wzorzec upośledzenia umysłowego u irackich dzieci

Psychiatria dziecięca

Wydawnictwo Bezkresy Wiedzy

Cover image: www.ingimage.com

This book is a translation from the original published under ISBN 978-613-9-47350-2.

Publisher:
Wydawnictwo Bezkresy Wiedzy
is a trademark of
Dodo Books Indian Ocean Ltd., member of the OmniScriptum S.R.L Publishing group
str. A.Russo 15, of. 61, Chisinau-2068, Republic of Moldova Europe
Printed at: see last page
ISBN: 978-620-0-81842-3

Wzorzec upośledzenia umysłowego u irackich dzieci

Aamir Jalal Al Mosawi

1- Doradca w dziedzinie pediatrii i psychiatrii dziecięcej
Szpital Nauczycielski dla Dzieci Bagdad Medical City

2-Head, Irak Siedziba Międzynarodowego Panelu Naukowców Kopernika (Copernicus Scientists International Panel)
, Irak

E-mail:almosawiAJ@yahoo.com

Przedmowa

Upośledzenie umysłowe to grupa niejednorodnych zaburzeń związanych z uogólnionym opóźnieniem rozwojowym w okresie niemowlęctwa i wczesnego dzieciństwa, natomiast upośledzenie funkcji poznawczych i zachowań adaptacyjnych uwidoczniło się na ogół w okresie przedszkolnym i wczesnoszkolnym, w zależności od stopnia zaawansowania choroby.

Chociaż Światowa Organizacja Zdrowia nadal używa terminu "upośledzenie umysłowe" w swojej publikacji ICD-10, Amerykańskie Stowarzyszenie Psychiatryczne nazywa ostatnio stan "niepełnosprawność intelektualna".

Istnieją dwa główne rodzaje upośledzenia umysłowego:

Zespołowe upośledzenie umysłowe jest związane z innymi nieprawidłowościami spowodowanymi chromosomalnymi i niechromosomalnymi defektami genetycznymi, zaburzeniami hormonalnymi oraz wrodzonymi błędami w metabolizmie.

Niesyndromatyczne lub idiopatyczne opóźnienie umysłowe nie jest związane z innymi nieprawidłowościami lub leżącymi u ich podstaw zaburzeniami metabolicznymi lub hormonalnymi.

Opóźnienie umysłowe może również występować w różnych formach porażenia mózgowego, encefalopatii bilirubinowej i autyzmie nietypowym.

Niewiele wiadomo o wzorze upośledzenia umysłowego w Irak. Celem tej książki jest opisanie wzorca upośledzenia umysłowego w próbce irackich dzieci.

ROZDZIAŁ PIERWSZY: OPÓŹNIENIE UMYSŁOWE

Upośledzenie umysłowe to grupa niejednorodnych zaburzeń związanych z uogólnionym opóźnieniem rozwojowym w okresie niemowlęctwa i wczesnego dzieciństwa, natomiast upośledzenie funkcji poznawczych i zachowań adaptacyjnych uwidoczniło się na ogół w okresie przedszkolnym i wczesnoszkolnym, w zależności od stopnia zaawansowania choroby.

Zachowania adaptacyjne obejmują:

Umiejętności codziennego życia, takie jak karmienie siebie, ubieranie się i korzystanie z łazienki.

Umiejętności społeczne i umiejętności komunikacyjne, takie jak rozumienie tego, co się mówi.

Chociaż Światowa Organizacja Zdrowia nadal używa terminu "upośledzenie umysłowe" w swojej publikacji ICD-10, Amerykańskie Stowarzyszenie Psychiatryczne nazywa ostatnio stan "niepełnosprawność intelektualna".

Thomas Willis (rysunek 1.1) był pierwszym lekarzem, który opisał opóźnienie umysłowe jako chorobę mózgu.

Istnieją dwa główne rodzaje upośledzenia umysłowego:

Syndromowe opóźnienie umysłowe, które jest związane z innymi nieprawidłowościami spowodowanymi chromosomalnymi i niechromosomalnymi defektami genetycznymi, zaburzeniami hormonalnymi i wrodzonymi błędami w metabolizmie.

Niesyndromatyczne lub idiopatyczne opóźnienie umysłowe nie jest związane z innymi nieprawidłowościami lub leżącymi u ich podstaw zaburzeniami metabolicznymi lub hormonalnymi.

Opóźnienie umysłowe może również występować w różnych formach porażenia mózgowego, encefalopatii bilirubinowej i autyzmie nietypowym.

Zespół Downa (Trisomia 21) jest najczęstszym rodzajem zespołowego upośledzenia umysłowego, a także najczęstszym zaburzeniem chromosomalnym u ludzi.

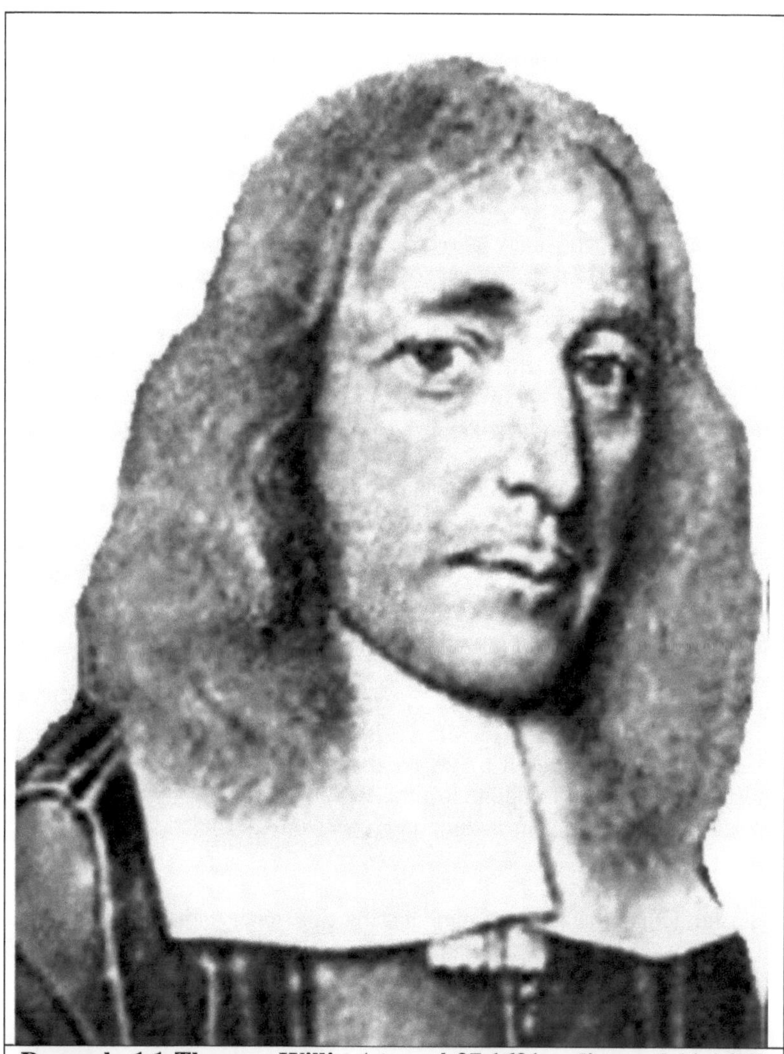

Rysunek 1.1:Thomas Willis (styczeń,27,1621 - listopad,11,1675), angielski lekarz, który jako pierwszy opisał opóźnienie umysłowe jako chorobę mózgu.

Zespół Downa po raz pierwszy opisał Jean-Etienne-Dominique Esquirol (ryc. 1.2) w 1838 roku, a następnie Edouard Séguin (ryc. 1.3) w 1846 roku.

Zaburzenie to zostało jednak nazwane imieniem Johna Langdona Down'a (rysunek 1.4), brytyjskiego lekarza, który podkreślił, że zespół ten jest wyraźną formą upośledzenia umysłowego w 1862 roku.

Zespół Downa został rozpoznany jako chromosom 21 trisomów przez dr Jérôme'a. Lejeune (rys. 1.5) w 1959 r., a stan ten został nazwany trisomią 21.

Zespół Pradera-Labharta-Williego, który jest również nazywany zespołem Pradera-Williego, jest innym zespołem genetycznym, który jest związany z opóźnieniem umysłowym. Może on być spowodowany usunięciem lub zaburzeniem genów w ramieniu proksymalnym chromosomu 15 lub matczyną disomią w ramieniu proksymalnym chromosomu 15. Jednak u wielu pacjentów z tym zespołem genetycznym stwierdzono prawidłowy kariotyp.

John Langdon Down (rysunek 1.4) jako pierwszy opisał ten stan w jednym ze swoich wykładów wygłoszonych dla towarzystwa medycznego Londyn. Opisał on zaburzenie u nastoletniej dziewczynki z opóźnieniem umysłowym, krótką posturą, hipogonadyzmem i otyłością i przypisał te objawy polisarności.

W 1887 roku wykład opisujący zespół Pradera-Labharta-Williego został opublikowany w książce, która nosiła tytuł "O niektórych uczuciach umysłowych dzieci i młodzieży" (rysunek 1.6). Wykład ten opisywał zespół zatytułowany "O polisarności i jej leczeniu. London Hospital Reports, 1864". W tym czasie, polisarcia została zdefiniowana jako stan nadmiernego rozwoju czystej składowej tłuszczowej organizmu.

Zespół został jednak nazwany imieniem trzech osób: Andrea Prader (ryc. 1,7), Heinrich Willi (ryc. 1,8) i Alexis Labhart (ryc. 1,9), które zgłosiły grupę pacjentów z tym zaburzeniem w 1956 roku.

Zespół Beckwith Wiedemann jest autosomalnym zespołem genetycznym, który jest związany z opóźnieniem umysłowym. Został on pierwotnie opisany w 1963 roku przez Johna Bruce'a Beckwitha (rysunek 1.10) i w 1964 roku przez Hansa-Rudolfa Wiedemanna (rysunek 1.11).

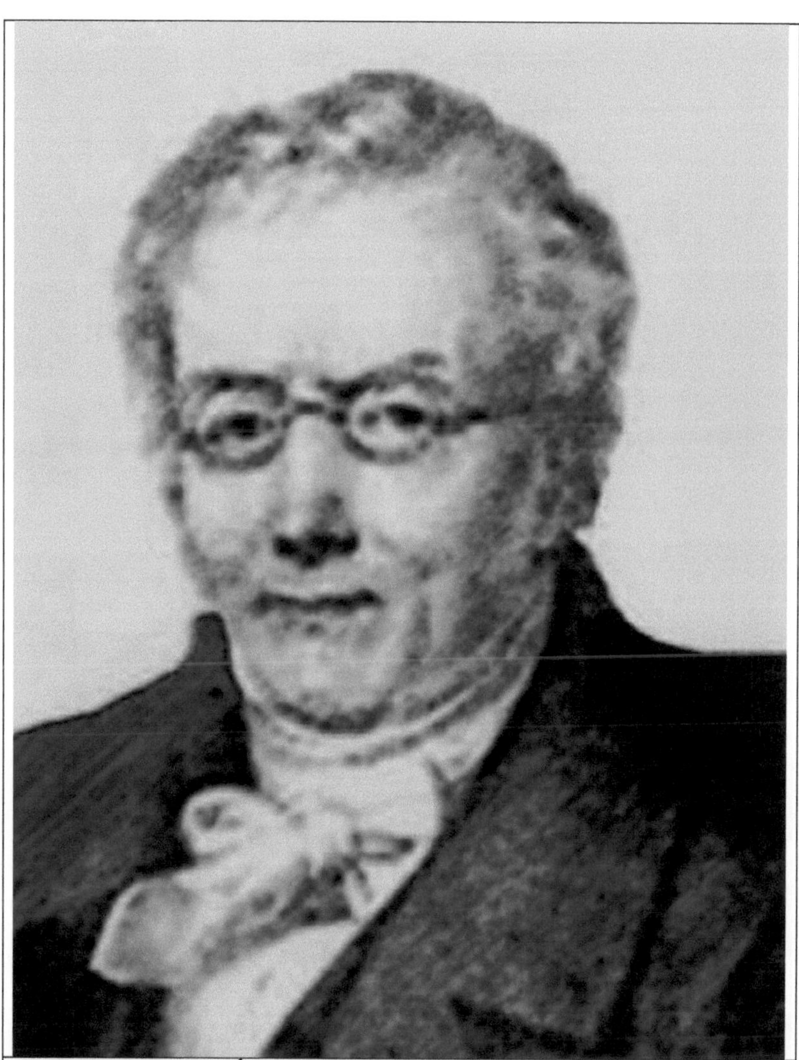

Rysunek 1.2: Jean-Étienne Dominique Esquirol (4 lutego 1772 r. - 12 grudnia 1840 r.), francuski psychiatra.

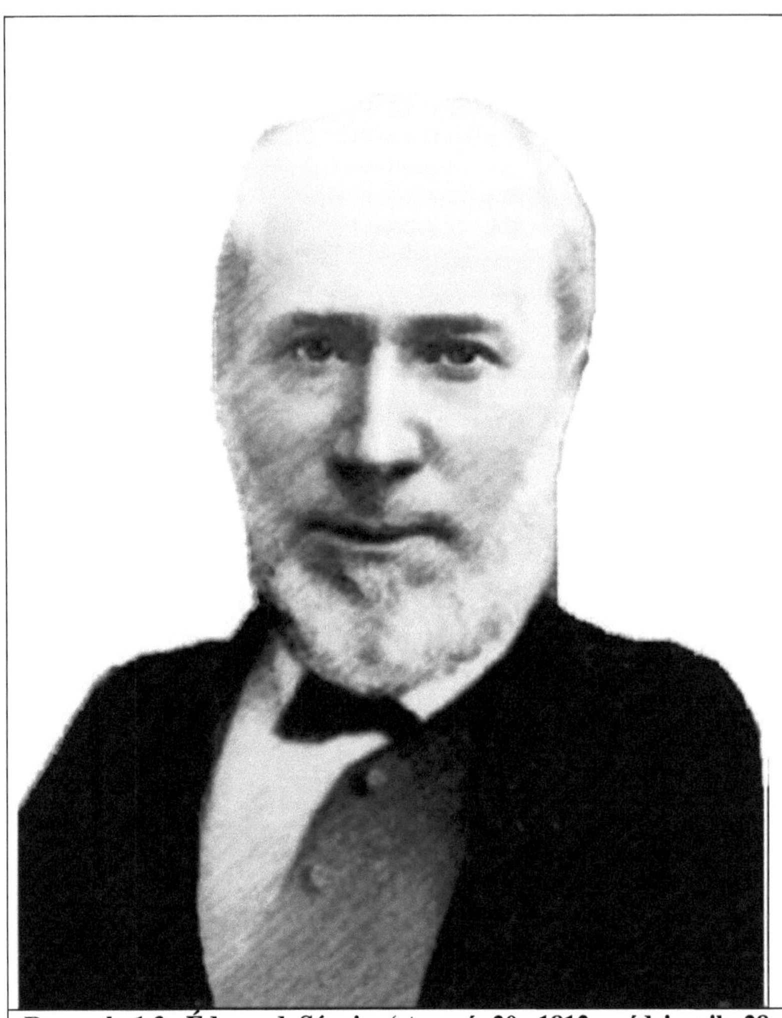

Rysunek 1.3: Édouard Séguin (styczeń 20, 1812-październik 28, 1880), francuski lekarz najbardziej znany z pracy z dziećmi z zaburzeniami funkcji poznawczych.

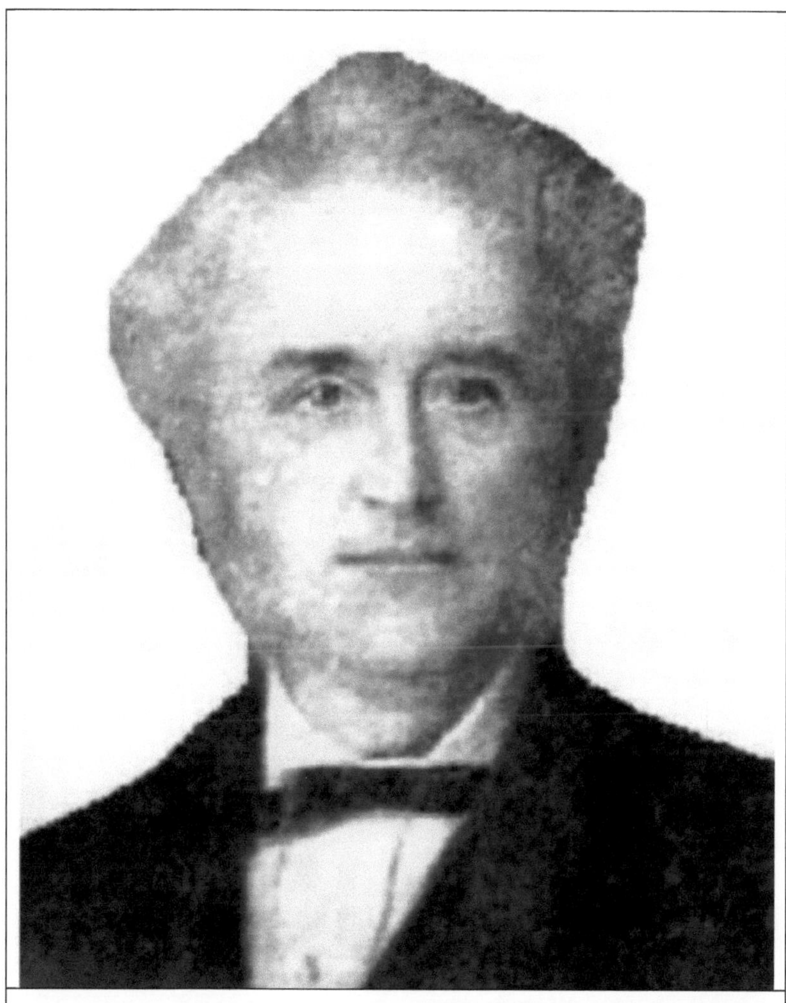

Rysunek 1.4: John Langdon Haydon Down (listopad 1828 - październik 7 1896), był brytyjskim lekarzem najbardziej znanym z opisywania zespołu Downa.

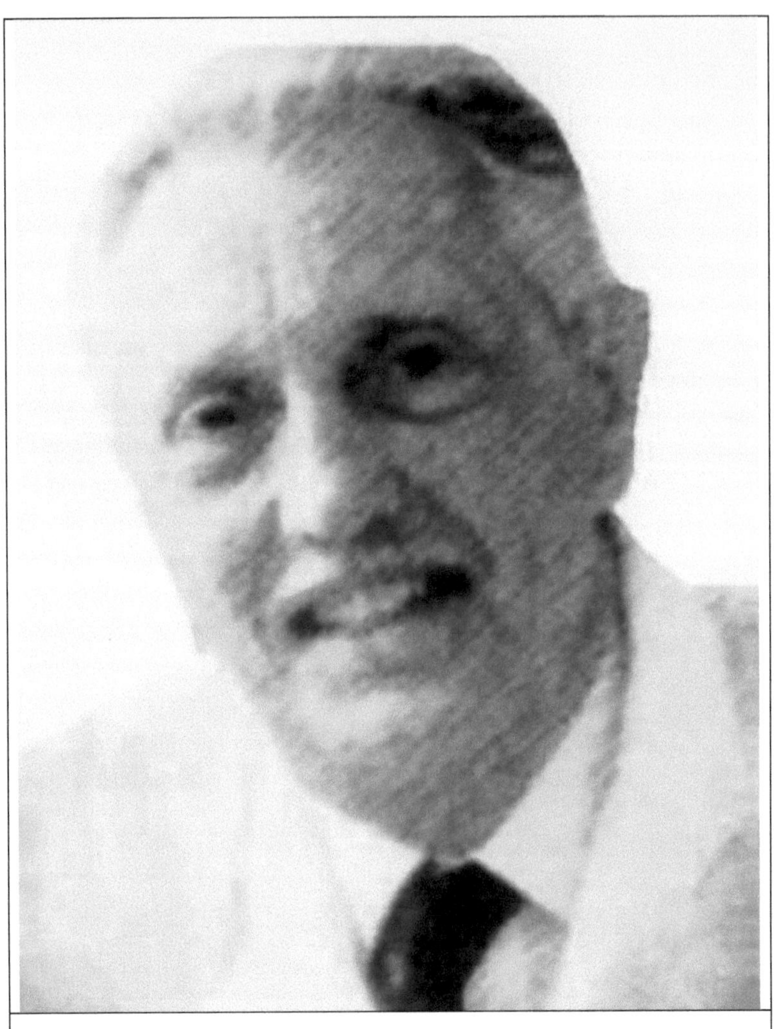

Rysunek 1.5: Jérôme Jean Louis Marie Lejeune (13 czerwca 1926 r. - 3 kwietnia 1994 r.) był francuskim pediatrą i genetykiem.

ON SOME OF THE

MENTAL AFFECTIONS

OF

CHILDHOOD AND YOUTH

BEING

THE LETTSOMIAN LECTURES

DELIVERED BEFORE THE MEDICAL SOCIETY OF LONDON
IN 1887

TOGETHER WITH OTHER PAPERS

BY

J. LANGDON DOWN, M.D.LOND.

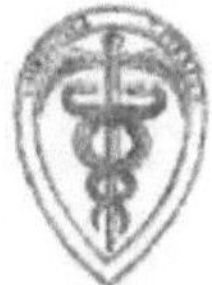

LONDON
J. & A. CHURCHILL
11, NEW BURLINGTON STREET
1887

Earl Barnes
London

Rysunek 1.6: Opublikowane wykłady Johna Langdona Down'a. O niektórych uczuciach umysłowych z dzieciństwa i młodości. J & A Churchill, 1887. (ISBN 0-397-48017-2)

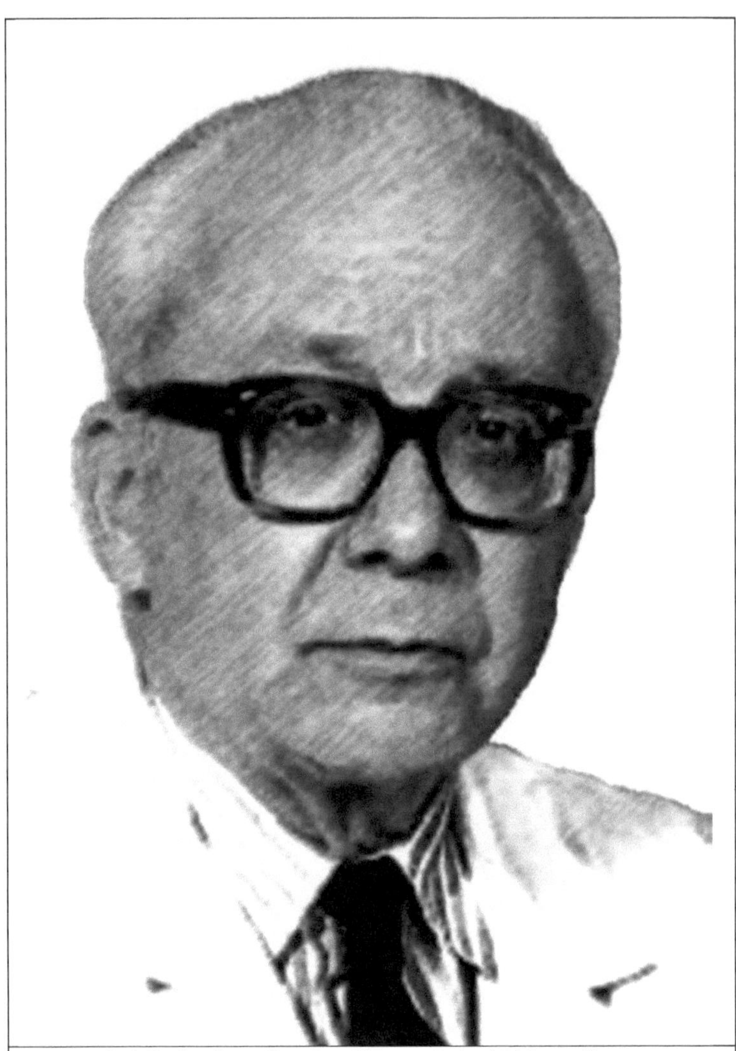

Rysunek 1.7: Andrea Prader (23 grudnia 1919 r. - 3 czerwca 2001 r.), była szwajcarską pediatrą.

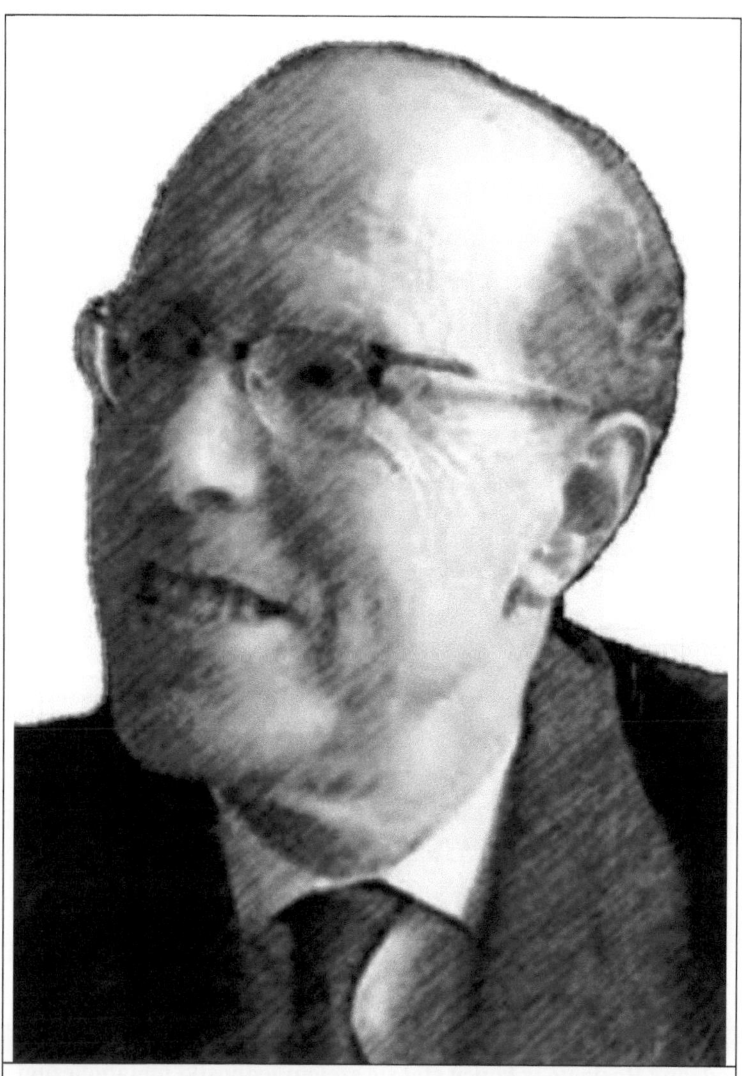

**Rysunek 1.8: Heinrich Willi, szwajcarski pediatra (4 marca 1900 r.-
Luty , 16, 1971)**

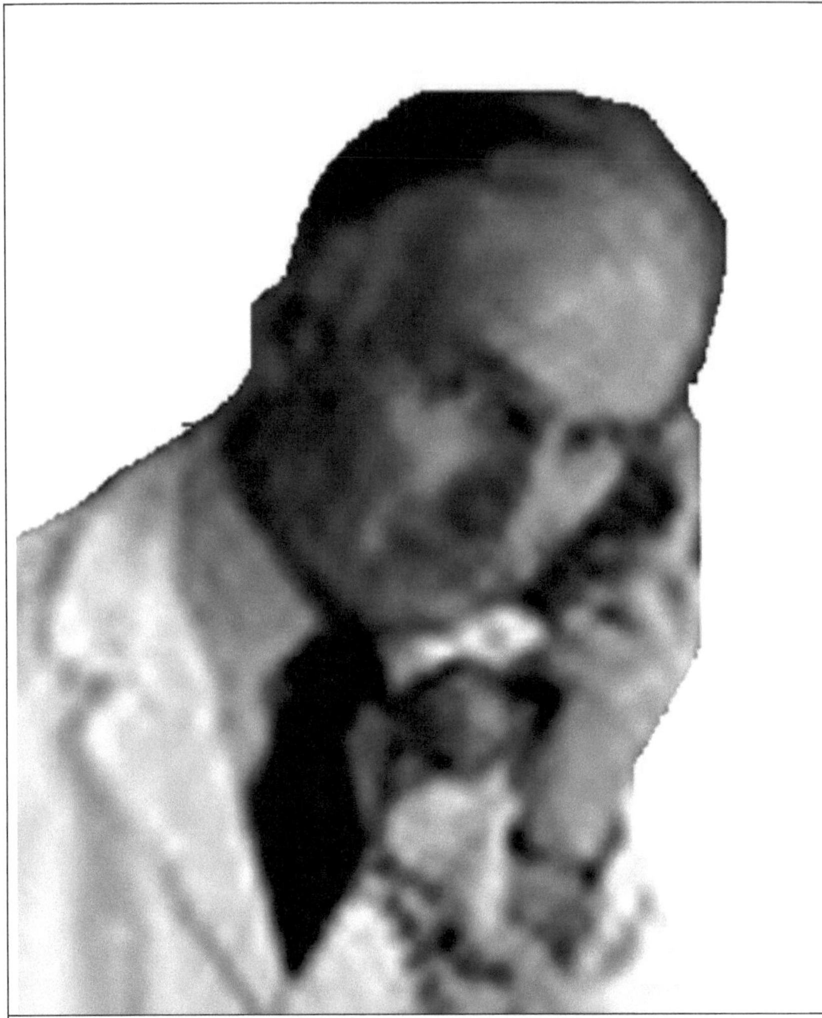

Rysunek 1.9: Alexis Labhart, szwajcarski badacz i profesor medycyny narodzony Rosjaale w końcu stał się szefem jednostki metabolicznej i profesor medycyny wewnętrznej na Uniwersytecie w Zurychu

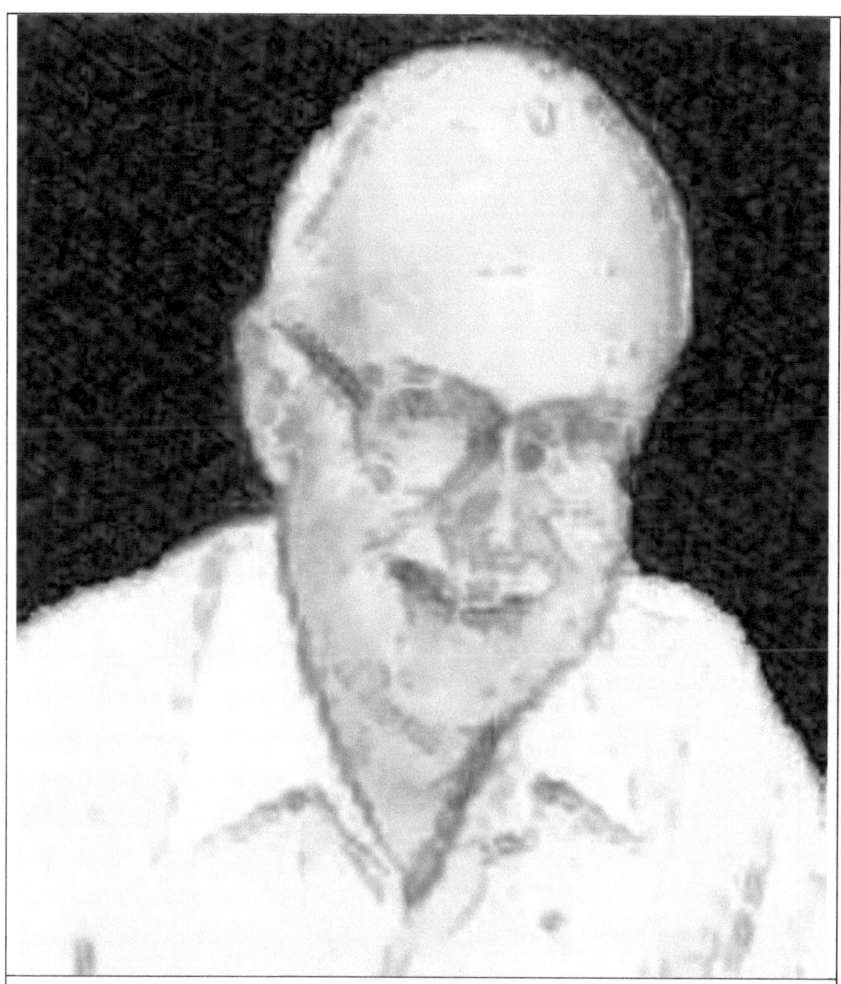

Rysunek 1.10: Dr John Bruce Beckwith

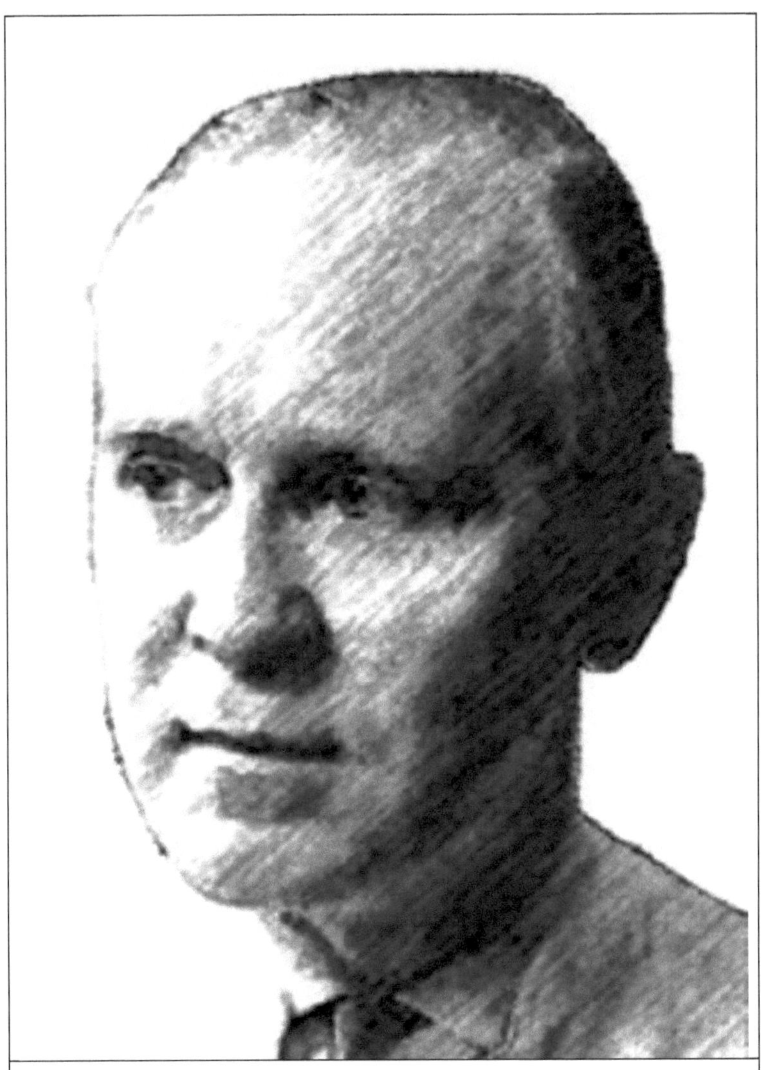

Rysunek 1.11: Dr Hans-Rudolf Wiedemann (1915-2006)

Do wrodzonych błędów w metabolizmie, które często powodują opóźnienie umysłowe należą fenyloketonuria, homocystinuria i zespół Lescha Nyhana.

Fenylketonuria jest autosomalnym recesywnym wrodzonym błędem metabolizmu spowodowanym niedoborem hydroksylazy fenyloalaniny, który powoduje nagromadzenie fenyloalaniny w diecie do potencjalnie toksycznych poziomów. Stan ten został po raz pierwszy opisany w 1934 roku przez Ivara Asbjørna Føllinga (rysunek 1.12).

Homocystinuria to inny autosomalny recesywny wrodzony błąd metabolizmu związany z opóźnieniem umysłowym. Jest on spowodowany niedoborem syntazy cystationiny beta lub niedoborem CBS.

Zespół Lescha Nyhana jest wrodzonym błędem X-linked metabolizmu purynowego związanym z opóźnieniem umysłowym. Jest on spowodowany niedoborem enzymu fosforobosylotransferazy hipoksantyny iguaniny, który jest normalnie obecny w każdej komórce w organizmie, ale jego najwyższe stężenie jest w mózgu, zwłaszcza w zwojach podstawowych. Zespół ten został po raz pierwszy opisany przez Michaela Lescha (ryc. 1.13) i jego opiekuna Williama Nyhana (ryc. 1.14).

Inne rzadkie przyczyny upośledzenia umysłowego to zespół Sanjada Sakatiego Richardsona Kirka, zespół Sirisa Trumiennego, zespół Barttera, zespół pediatryczny. Huntington i encefalopatia bilirubinowa, kernicterus.

Syndrom Sanjada Sakatiego Richardsona Kirka został zgłoszony przez Sanjada, Sakatiego i Abu-Osbę w 1988 roku. Przedstawili oni część pełnego opisu zespołu u pięciu niemowląt na 58. dorocznym spotkaniu Towarzystwa Badań Pediatrycznych, Waszyngton, maj 1988. Później, w 1991 r., opublikowali bardziej kompletny opis zespołu. Praca z 1991 r., której autorem było więcej autorów, obejmowała dwunastu pacjentów (Sanjad i in., 1991).

Dlatego też zespół został po raz pierwszy w pełni opisany w 1990 r. przez Ricky'ego J Richardsona ze szpitala Sick Children Hospital przy Great Ormond Street w Londynie oraz Jeremy'ego MW Kirka ze szpitala St Bartholomew's Hospital w Londynie. Londyn.

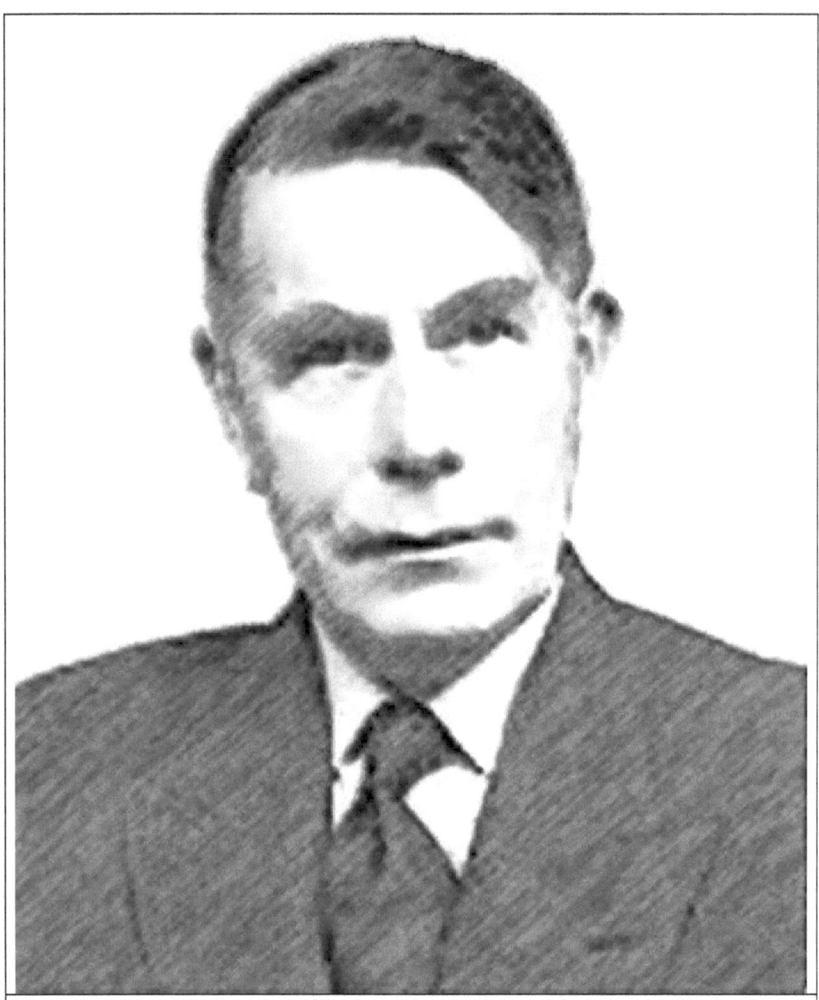

Ivar Asbjørn Følling (ur. 23 sierpnia 1888 r. - 24 stycznia 1973 r.), był norweskim lekarzem najbardziej znanym z opisu choroby Føllinga lub fenyloketonurii.

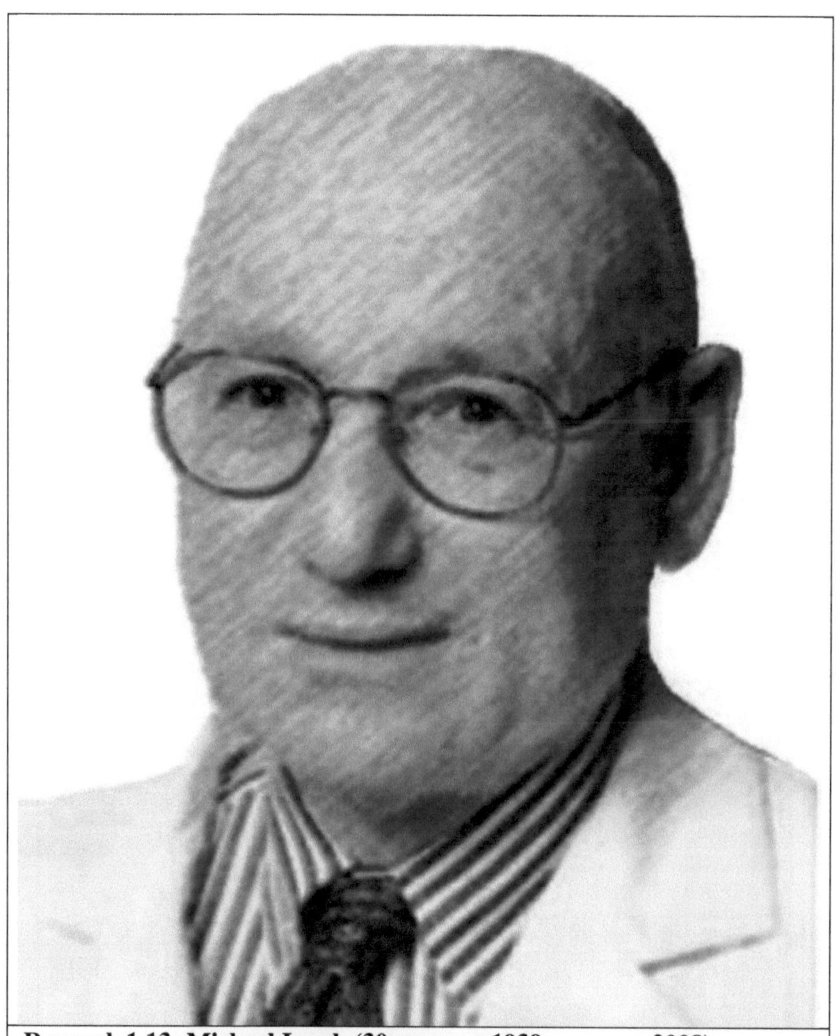

Rysunek 1.13: Michael Lesch (30 czerwca 1939 - marzec 2008)

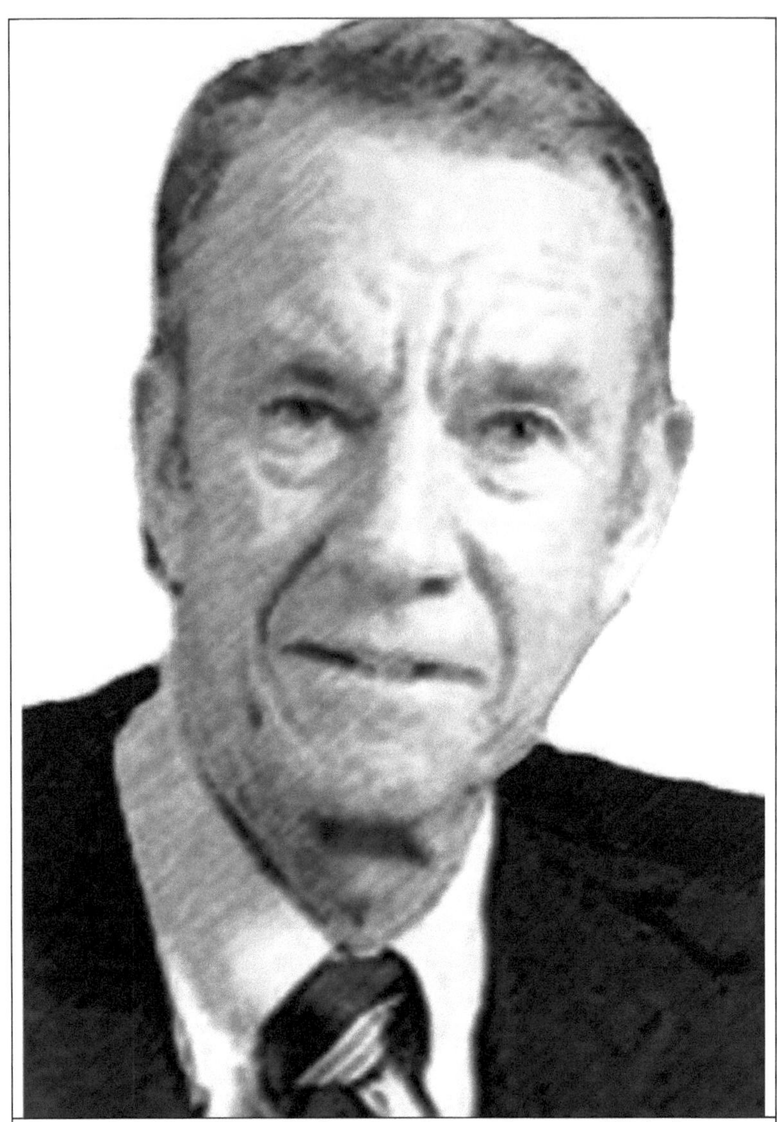

Rysunek 1.14: William Nyhan (urodzony 13 marca 1926 r.)

BIBLIOGRAFIA

1-
Al-Mosawi AJ. Psychiatria dziecięca: Akredytowany kurs szkoleniowy. (ed). LAP Lambert Academic Publishing, Niemcy, 2018.

2-Al-Mosawi AJ. Nowatorskie podejście terapeutyczne do idiopatycznego upośledzenia umysłowego. (ed). LAP Lambert Academic Publishing, Niemcy, 2018.

3-Al-Mosawi AJ. Zespół dziecięcej niedoczynności przytarczyc, bielactwa, poliozy i niedokrwistości makrocytarnej. (ed). LAP Lambert Academic Publishing, Niemcy, 2018.

4-Al-Mosawi AJ. A novel therapeutic approach for kernicterus.(ed). LAP Lambert Academic Publishing, Niemcy, 2018.

5-Al-Mosawi AJ. A novel therapeutic approach for the treatment of cerebral palsy.(ed). LAP Lambert Academic Publishing, Niemcy, 2017.

6-Al Mosawi AJ. Nowe podejście terapeutyczne do leczenia atrofii mózgu (red). LAP Lambert Academic Publishing, Niemcy, 2017.

7-Al-Mosawi AJ. Asperger syndrome and regressive autism.(red). LAP Lambert Academic Publishing, Niemcy, 2018.

8-Al-Mosawi AJ. Atlas zespołu Downa. (ed). LAP Lambert Academic Publishing, Niemcy, 2018.

9-Al-Mosawi AJ. Zespół Pradera-Labharta-Williego. (ed). LAP Lambert Academic Publishing, Niemcy, 2018.

10-Al-Mosawi AJ. Zespół Beckwith Wiedemann. (red). LAP Lambert Academic Publishing, Niemcy, 2018.

11-Al-Mosawi AJ. Zespół Lescha Nyhana. (red). LAP Lambert Academic Publishing, Niemcy, 2018.

12-Al-Mosawi AJ. Rzadkie zaburzenia genetyczne w Irak . (ed). LAP Lambert Academic Publishing, Niemcy, 2011.
13-AJ-Al Mosawi. Jednostronna agresja nerek związana z 76. przypadkiem zespołu Coffin Siris na świecie. Pediatr Nephrol 2006; 21(10): 1564.

14-Al-Mosawi AJ. Genetyczny dryf. List od Bagdad: Zespół Trumna-Sirisa u dziewczyny z nieobecną nerką. Am J Med Genet A. 2006 Aug 15; 140(16):1789-90. PMID: 16830329.

15Al-Mosawi AJ. Zespół Sirisa Trumiennego .(ed). LAP Lambert Academic Publishing, Niemcy, 2018.

16-Al-Mosawi AJ. Klasyczny pediatryczny zespół Barttera z nisko osadzonymi uszami.(ed). LAP Lambert Academic Publishing, Niemcy, 2018.

17-Al-Mosawi AJ. Pediatra . Huntington choroba .(ed). LAP Lambert Academic Publishing, Niemcy, 2018.

18-Al-Mosawi AJ. Sanjad Sakati Richardson Kirk Syndrome. (red). LAP Lambert Academic Publishing, Niemcy, 2019.

ROZDZIAŁ DWA: WZÓR UPOŚLEDZENIA UMYSŁOWEGO U DZIECI IRAKIJSKICH

Upośledzenie umysłowe to grupa niejednorodnych zaburzeń związanych z uogólnionym opóźnieniem rozwojowym w okresie niemowlęctwa i wczesnego dzieciństwa, natomiast upośledzenie funkcji poznawczych i zachowań adaptacyjnych uwidoczniło się na ogół w okresie przedszkolnym i wczesnoszkolnym, w zależności od stopnia zaawansowania choroby.

Chociaż Światowa Organizacja Zdrowia nadal używa terminu "upośledzenie umysłowe" w swojej publikacji ICD-10, Amerykańskie Stowarzyszenie Psychiatryczne nazywa ostatnio stan "niepełnosprawność intelektualna".

Istnieją dwa główne rodzaje upośledzenia umysłowego:

Syndromowe opóźnienie umysłowe, które jest związane z innymi nieprawidłowościami spowodowanymi chromosomalnymi i niechromosomalnymi defektami genetycznymi, zaburzeniami hormonalnymi i wrodzonymi błędami w metabolizmie.

Niesyndromatyczne lub idiopatyczne opóźnienie umysłowe nie jest związane z innymi nieprawidłowościami lub leżącymi u ich podstaw zaburzeniami metabolicznymi lub hormonalnymi.

Opóźnienie umysłowe może również występować w różnych formach porażenia mózgowego, encefalopatii bilirubinowej i autyzmie nietypowym, rozpowszechnionym zaburzeniu rozwoju.

Niewiele wiadomo o wzorze upośledzenia umysłowego w Irak. Celem tego rozdziału jest opisanie wzorca upośledzenia umysłowego w próbie irackich dzieci zaobserwowanego w ciągu jednego roku (od lutego 2018 r. do lutego 2019 r.) w klinice neuropsychiatrycznej w Szpitalu Nauczania Dzieci w Bagdadzie Medical City.

Do tej serii nie włączono pacjentów z porażeniem mózgowym, autyzmem atypowym z opóźnieniem umysłowym i zespołem Retta.

Zaobserwowano 36 pacjentów z opóźnieniem umysłowym (25 mężczyzn i 11 kobiet). Ich wiek wahał się od dwóch do siedemnastu lat.

Nieprawidłowości niespecyficzne występowały u trzech pacjentów i obejmowały obustronny zanik wzroku u jednego chłopca, mruczenie i otyłość u jednej dziewczynki, a u drugiej duże uszy.

Skan TK mózgu był dostępny dla dwóch pacjentów z idiopatycznym opóźnieniem umysłowym i jednego pacjenta z kernicterusem i wykazał prawidłowe wyniki.

Osiemnastu pacjentów (50%) miało idiopatyczne opóźnienie umysłowe, jedenastu z nich to mężczyźni, a siedmiu to kobiety. Na rysunkach (2.1 do 2.14) przedstawiono chorych z idiopatycznym opóźnieniem umysłowym.

Siedmiu pacjentów (19%) miało zespół Downa, pięciu z nich to mężczyźni, a dwóch to dziewczynki. Karyotyp był dostępny dla dwóch pacjentów z zespołem Downa i wykazał (47XY+21). Dane liczbowe (2,15-2,19) przedstawiają pacjentów z zespołem Downa.

Dwóch mężczyzn miało zespół Beckwith Wiedemann (ryc. 2.20), jeden z nich miał chorego brata.

Trzy samce miały wrodzony błąd w metabolizmie. U jednego chorego wystąpiła fenyloketonuria (ryc. 2.21), u jednego homocystynuria (ryc. 2.22), a u jednego zespół Lescha Nyhana (ryc. 2.23). Pacjentka z zespołem Lescha Nyhana miała starszego brata, który zmarł z tego samego powodu.

Jeden z pacjentów miał zespół Pradera-Labharta-Williego (ryc. 2.22).

Jeden z pacjentów miał zespół Sanjada Sakatiego Richardsona Kirka (ryc. 2.25).

Jedna z pacjentek miała zespół Sirisa Trumiennego (ryc. 2,26).

Jeden z mężczyzn miał Kernicterusa.

Jedna pacjentka miała zespół Barttera z nisko osadzonymi uszami.

Jeden z mężczyzn miał pediatryczną chorobę Huntingtona, ten pacjent był starszy, miał 17 lat i tylko on zmarł.

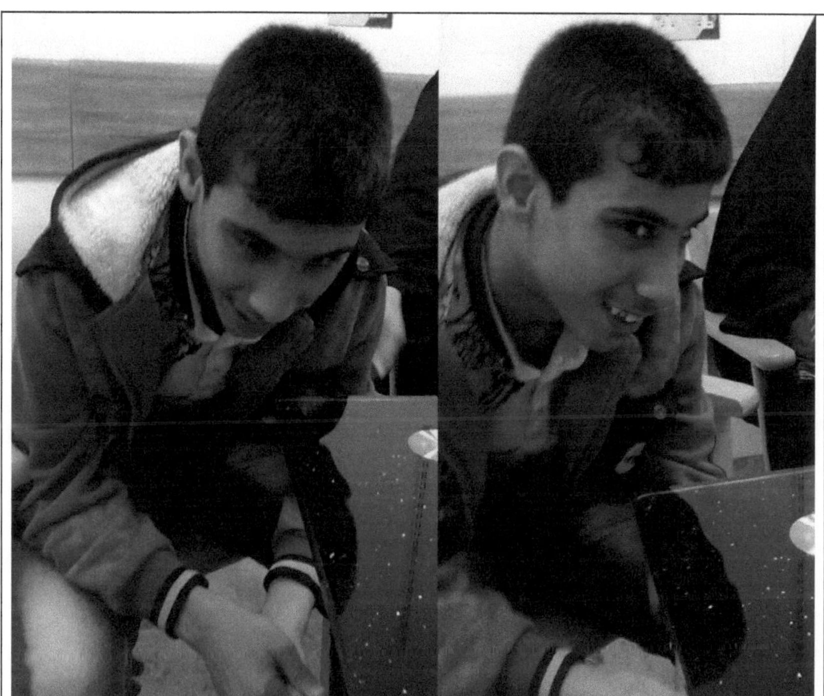

Rysunek 2.1:14-letni chłopiec z idiopatycznym upośledzeniem umysłowym i obustronnym zanikiem wzroku. Opóźniał rozwój motoryczny i chodził po 18 miesiącach, a mimo to miał pewne trudności z wchodzeniem po schodach. Zaczął bełkotać w wieku około czterech lat, a on nadal miał bardzo słabą mowę z ograniczonym słownictwem i mógł powiedzieć kilka dwusłowowych zdań głównie do wyrażania potrzeb. Potrafił kontrolować ruchy jelit, ale potrzebował pomocy w toalecie, ponieważ nie potrafił prawidłowo się umyć i nie potrafił umyć rąk. Nie potrafił prawidłowo się ubierać. Pomimo wyraźnego opóźnienia w rozwoju, był skłonny do interakcji z lekarzem, witał się z nim i uściskał rękę. Wyglądał niezręcznie, kiedy siedział na krześle. Miał jednak dobry kontakt wzrokowy i szybko posłuchał lekarza, gdy poprosił go, aby wziął pióro i skopiował linię w kółko, ale nie mógł nic skopiować, po prostu dotknął pióra papierem. Jego tomografia komputerowa wykazała normalne wyniki.

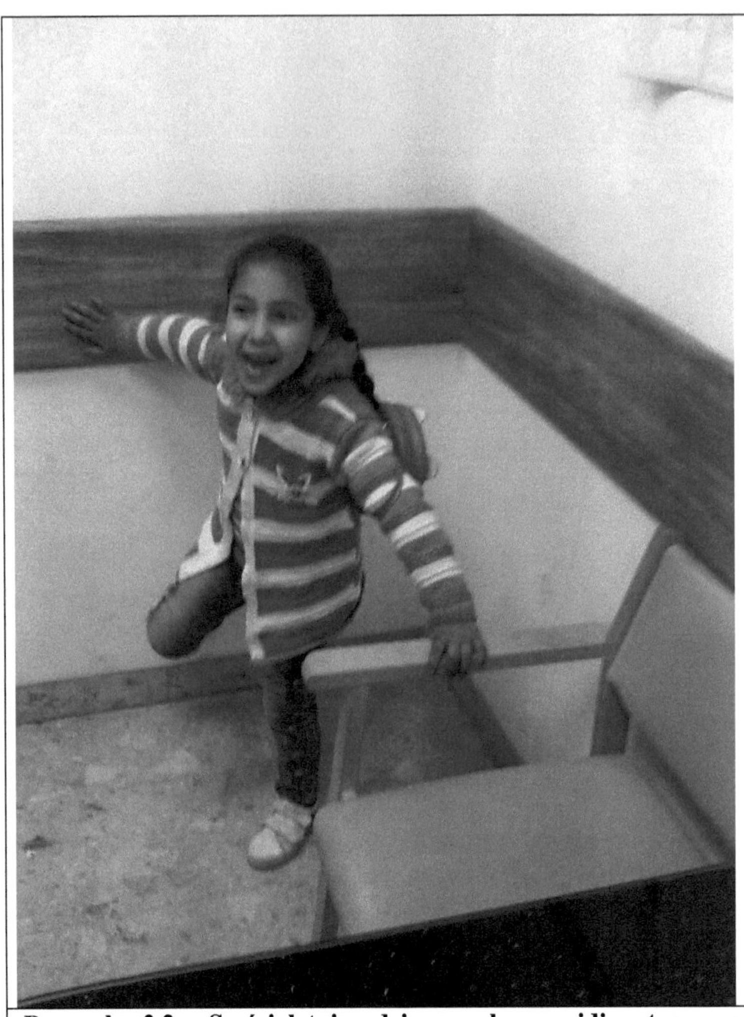

Rysunek 2.2: Sześcioletnia dziewczynka z idiopatycznym opóźnieniem umysłowym. Nie była w stanie skopiować linii i nie była w stanie stanąć na jednej nodze na chwilę

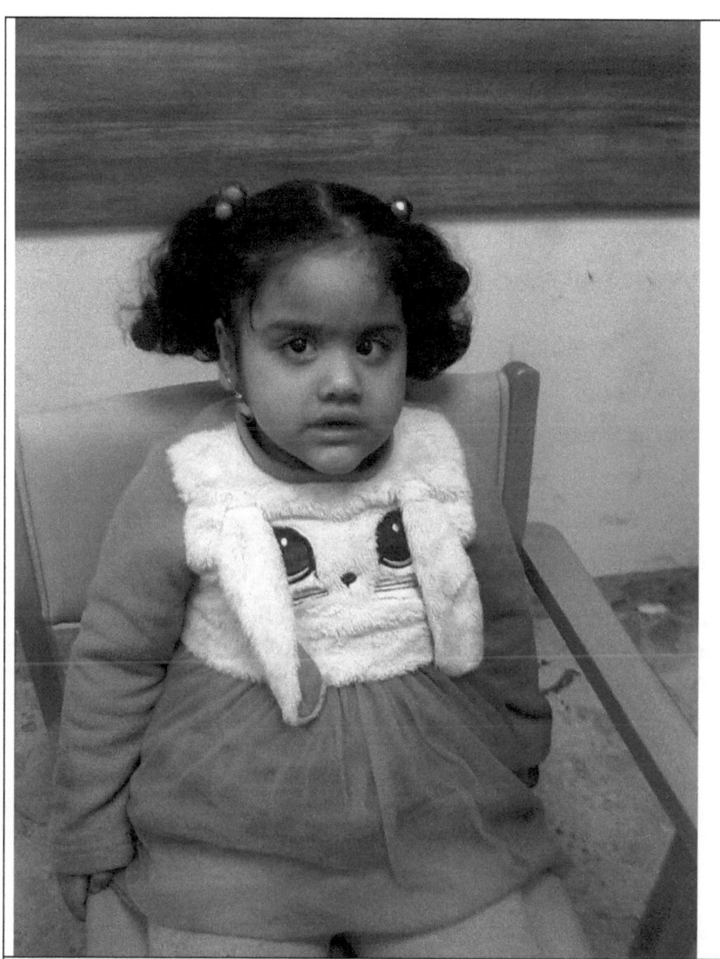

Rysunek-2.3: Dwa lata i pięć miesięcy dziewczynka. Była otyła (waga 22 kg), hipotoniczna, nie mogła stać i miała mrużenie lewego oka. Ona i nie powiedziała ani słowa. Początkowo uważano, że ma zespół Pradera Willego, ale badanie USG miednicy wykazało prawidłowy rozmiar macicy i jajników. Tomografia komputerowa mózgu wykazała normalne wyniki.

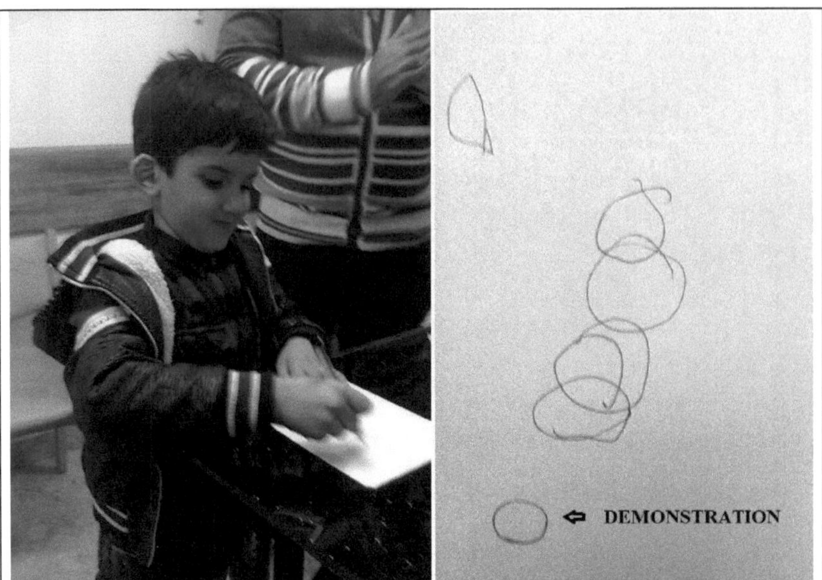

Rysunek-2.4: Czteroipółletni chłopiec z idiopatycznym opóźnieniem umysłowym. Rozlał się podczas jedzenia łyżką i nie mógł się ubrać i rozebrać oraz nie był w stanie skopiować koła

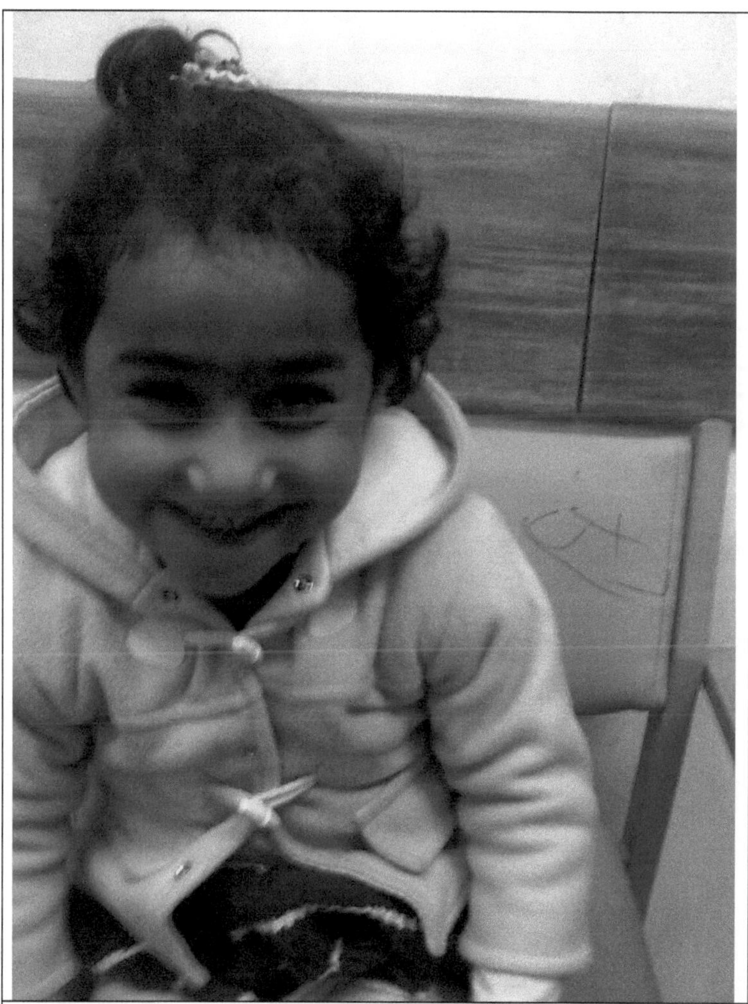

Rysunek 2.5: Trzyletnia dziewczynka z idiopatycznym upośledzeniem umysłowym i nie wypowiadająca żadnego słowa. Rodzice uważali ją za niedosłyszącą, ale badania słuchu i audiogram wykazały, że ma prawidłowy słuch.

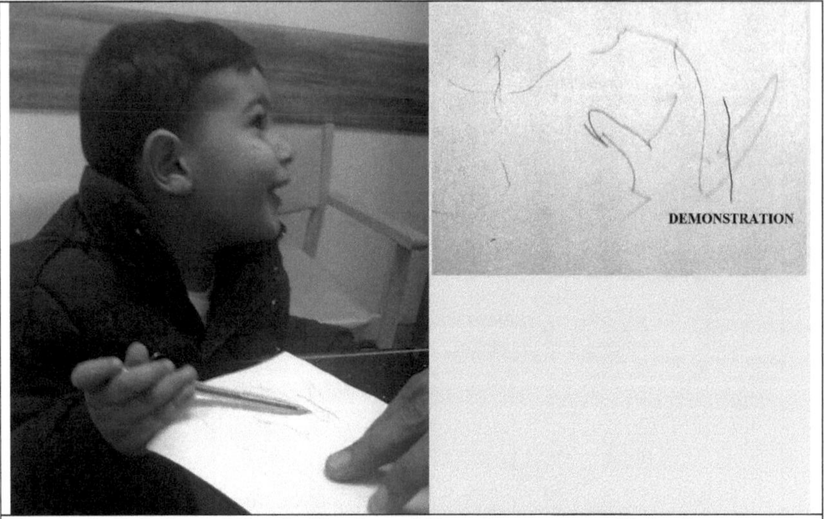

Rysunek-2.6: Sześcioletni chłopiec z idiopatycznym opóźnieniem umysłowym i słabym rozwojem mowy, który nie potrafił prawidłowo trzymać pióra i nie był w stanie skopiować linii prostej.

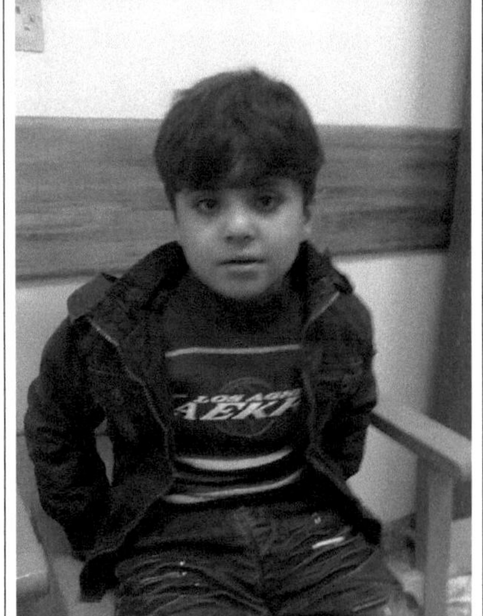

Rysunek 2.7: Pięcioletni chłopiec z idiopatycznym opóźnieniem umysłowym i słabym rozwojem mowy, który nie był w stanie skopiować kwadratu.

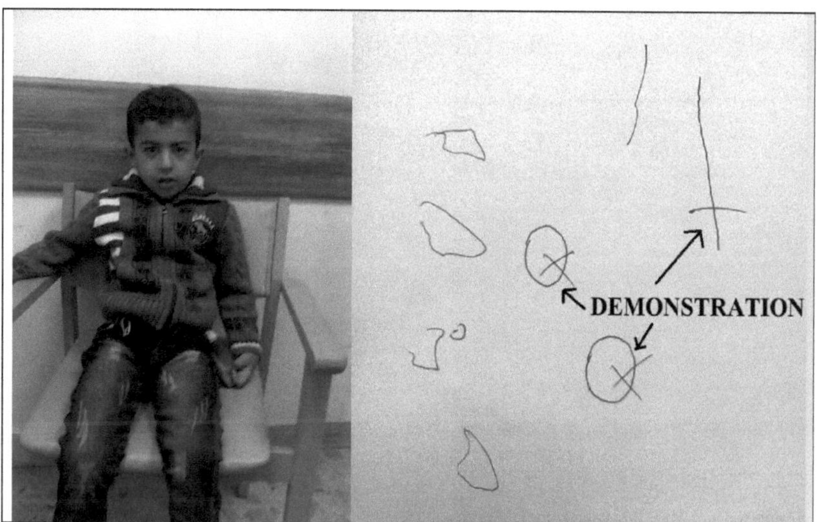

Rysunek-2.8: Pięcioletni chłopiec z idiopatycznym opóźnieniem umysłowym i słabą mową i nie był w stanie skopiować dobrego koła.

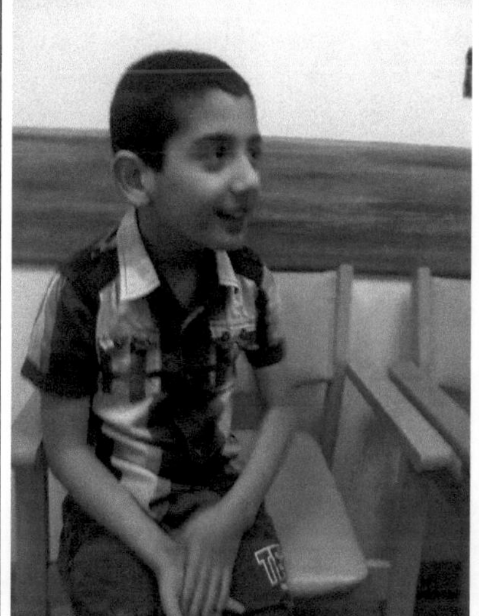

Rysunek 2.9: Ośmioletni chłopiec z idiopatycznym opóźnieniem umysłowym i nie wypowiadał żadnego słowa pomimo normalnego słuchu.

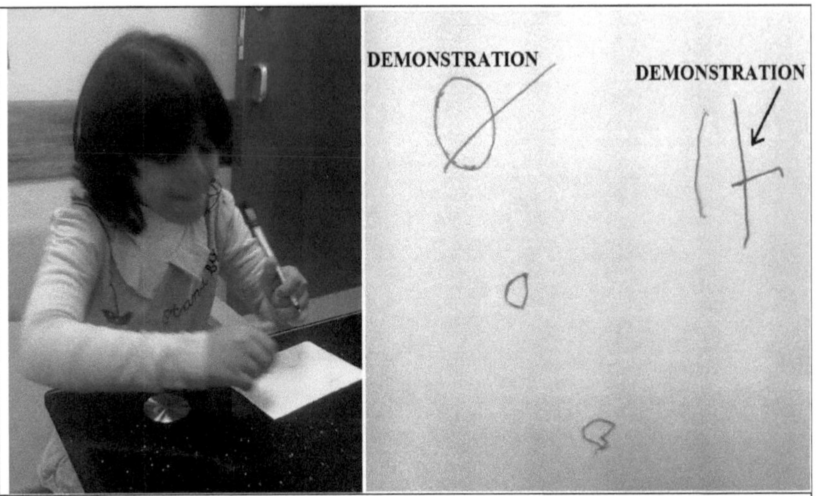

Rysunek 2.10: Ośmioletnia dziewczynka z idiopatycznym opóźnieniem umysłowym i słabym rozwojem mowy, która nie była w stanie skopiować dobrego koła.

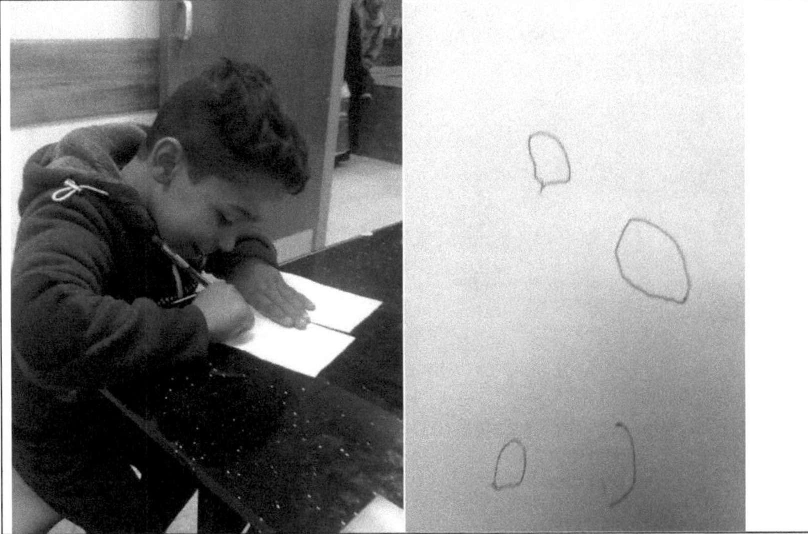

Rysunek-2.11: Pięcioletni chłopiec z idiopatycznym upośledzeniem umysłowym i słabą mową, niezdolny do linii prostej i dobrego okręgu.

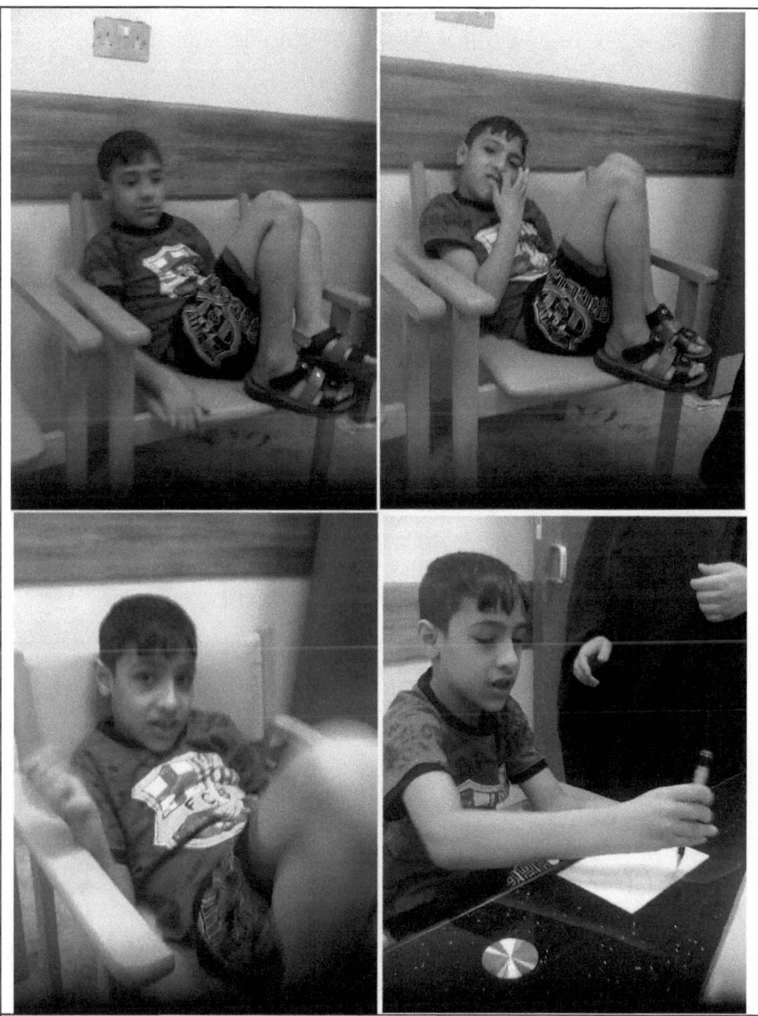

Rysunek 2.12: Ośmioletni chłopiec z idiopatycznym opóźnieniem umysłowym i słabą mową. Wykazywał niewłaściwe zachowanie i wylewał się podczas picia z kubka lub jedzenia łyżeczką. Był nieposłuszny i odmawiał właściwego siedzenia na krześle. Nie potrafił prawidłowo trzymać długopisu i nie potrafił skopiować linii prostej lub koła.

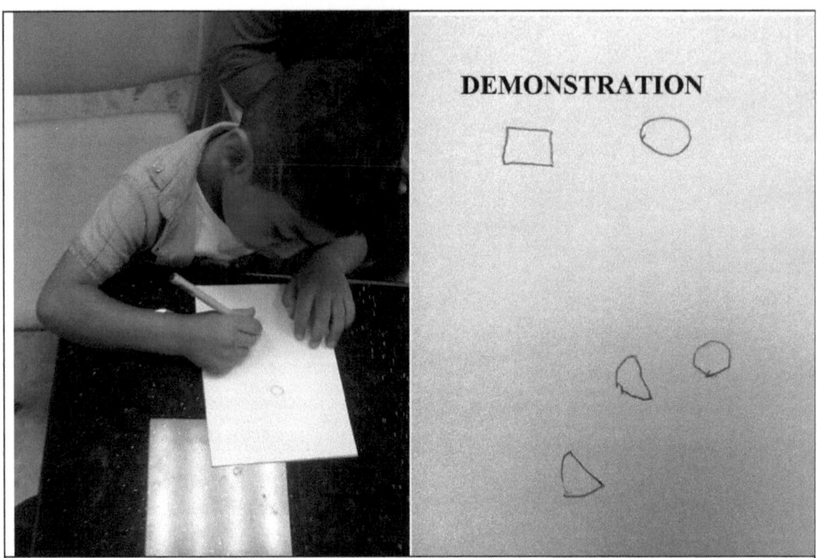

Rysunek 2.13: Sześcioletni chłopiec z idiopatycznym opóźnieniem umysłowym. Mógł skopiować koło, ale nie potrafił skopiować kwadratu.

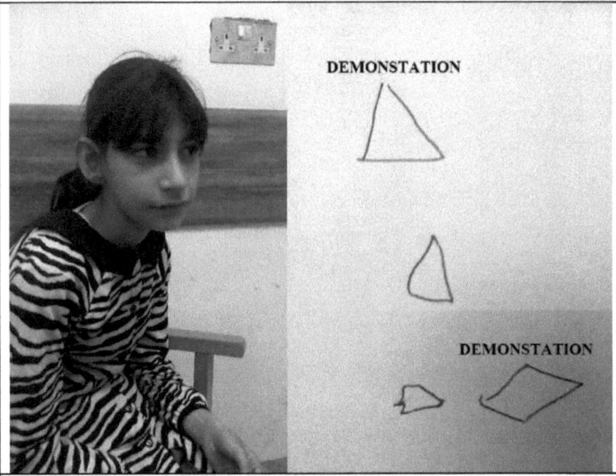

Rysunek 2.14: Jedenastoletnia dziewczynka z idiopatycznym opóźnieniem umysłowym. Ma duże uszy i potrafiła skopiować koło i kwadrat, ale nie potrafiła skopiować dobrego trójkąta i diamentu.

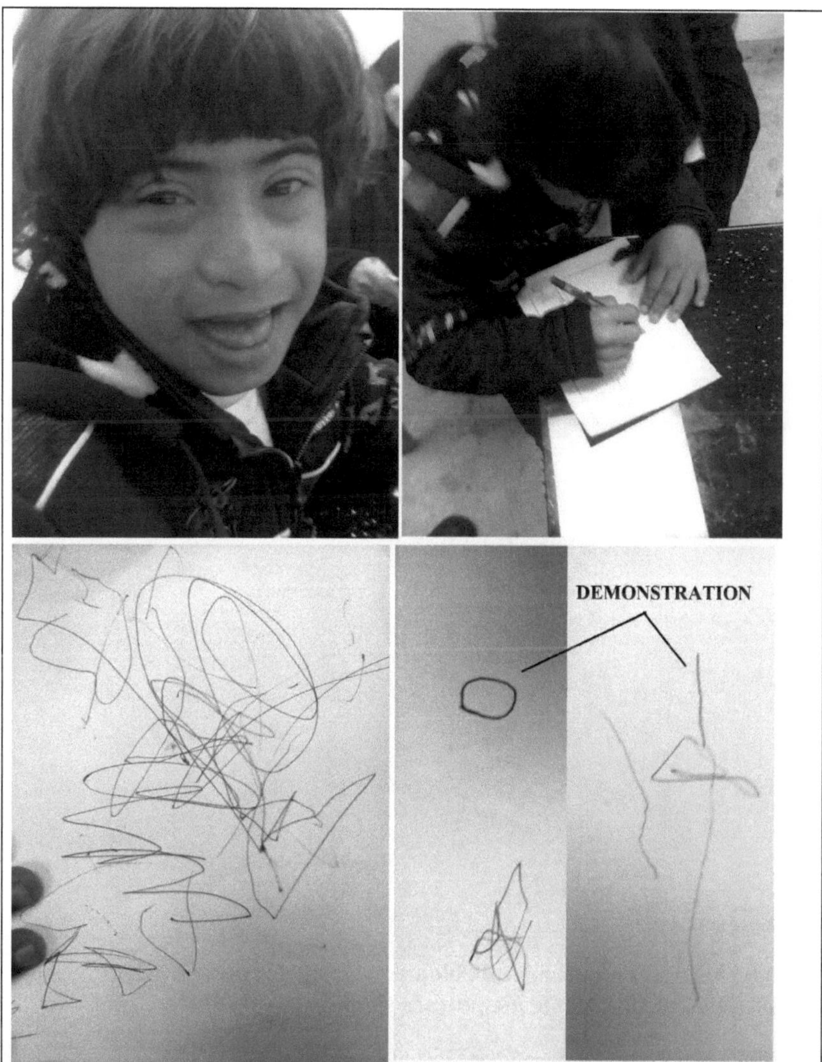

Rysunek 2.15: Ośmioletni chłopiec z zespołem Downa. Był towarzyski, ale nadpobudliwy i lubił pisać. Kopiuje linię, ale nie potrafił skopiować koła.

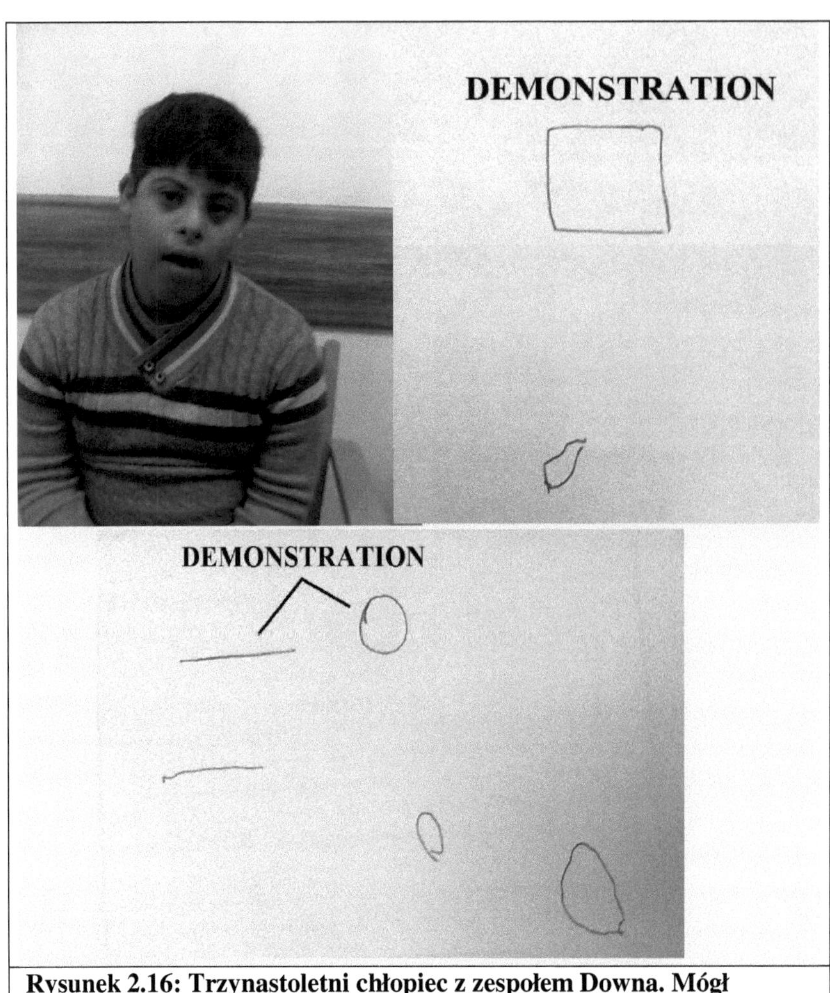

Rysunek 2.16: Trzynastoletni chłopiec z zespołem Downa. Mógł skopiować linię i koło, ale nie potrafił skopiować kwadratu.

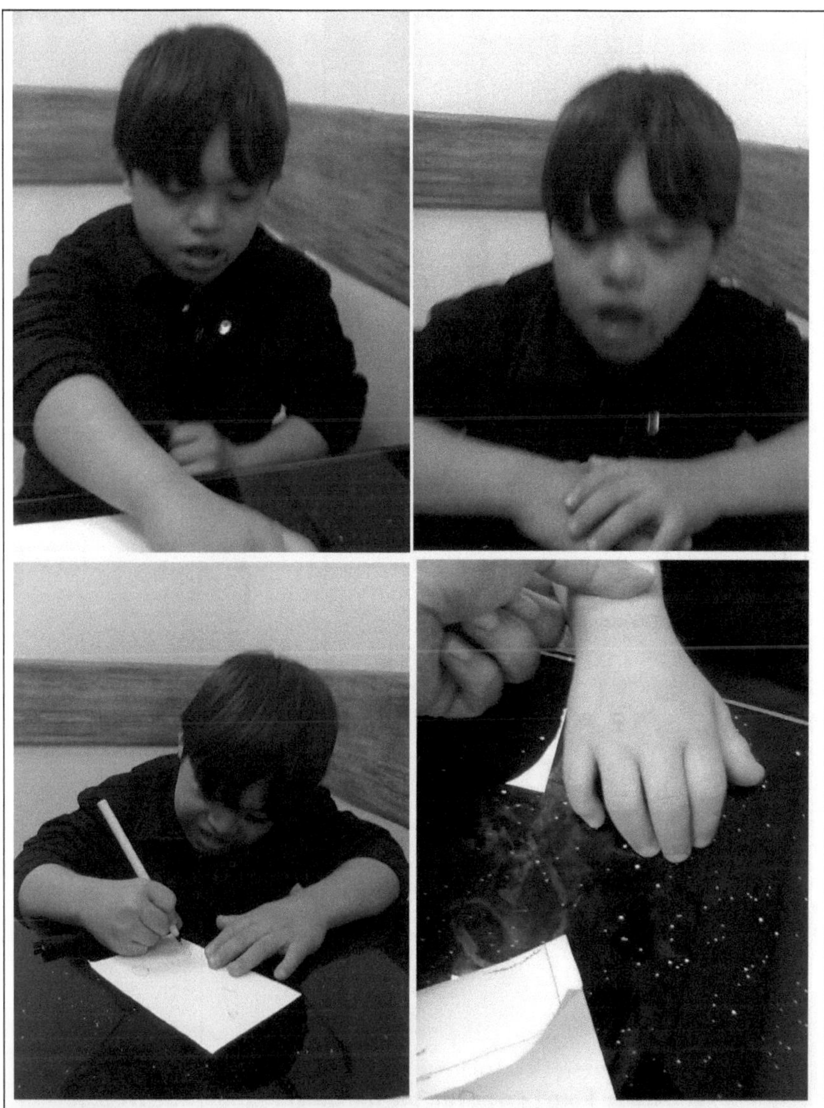

Rysunek 2.17: Czteroletni chłopiec z zespołem Downa. Karyotyp : 47XY +21. Nie mówił i nie mógł skopiować okręgu

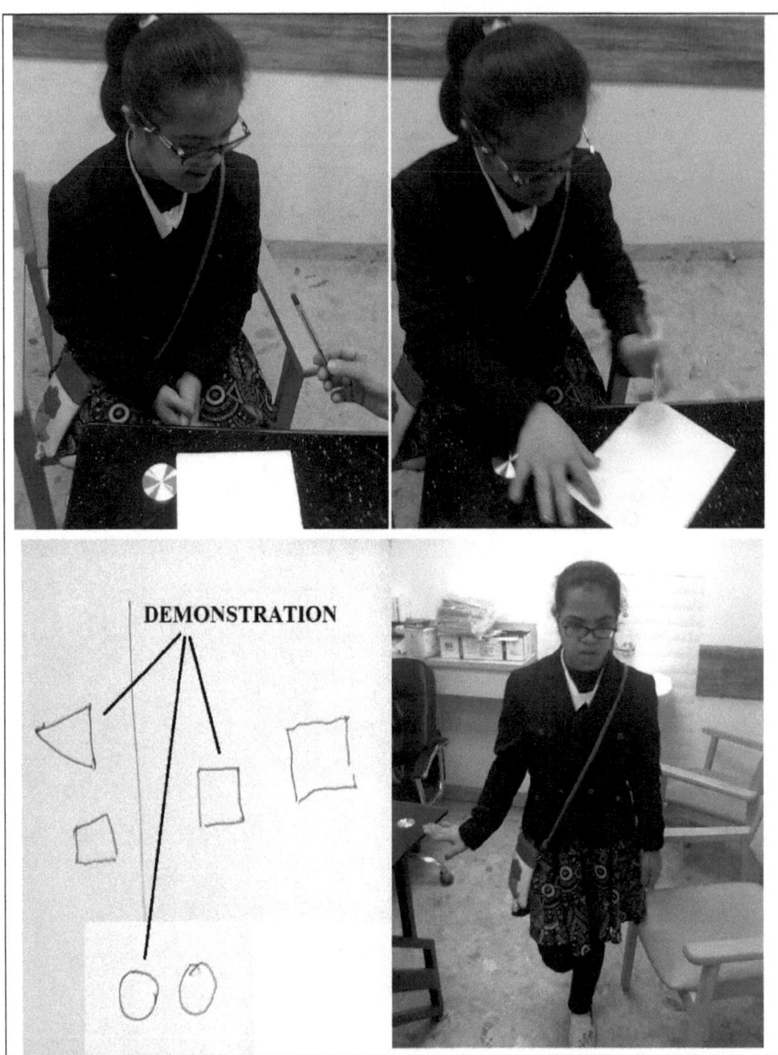

Rysunek 2.17: Dziesięcioletnia dziewczynka z zespołem Downa. Mogła skopiować koło i kwadrat, ale nie mogła skopiować trójkąta. Nie mogła stać chwilowo na jednej nodze bez trzymania mebli

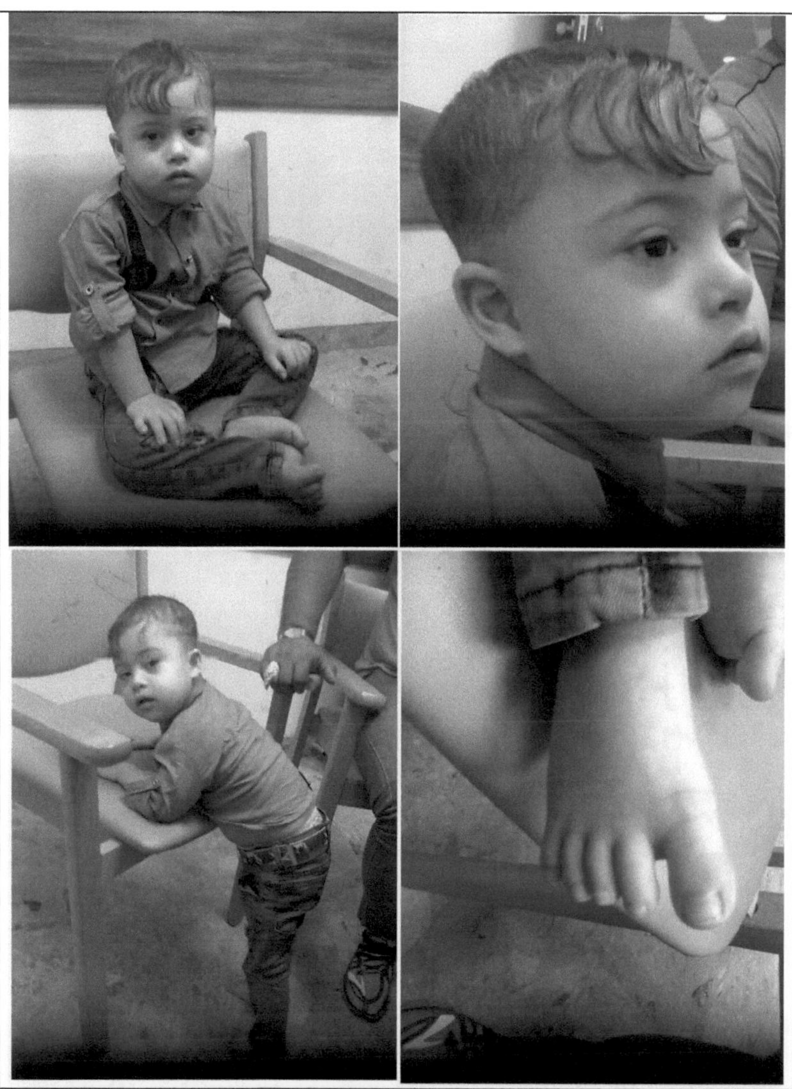

Rysunek 2.18: Trzyletni chłopiec z zespołem Downa. Opóźniał mowę i rozwój motoryczny i nie był w stanie samodzielnie stać.

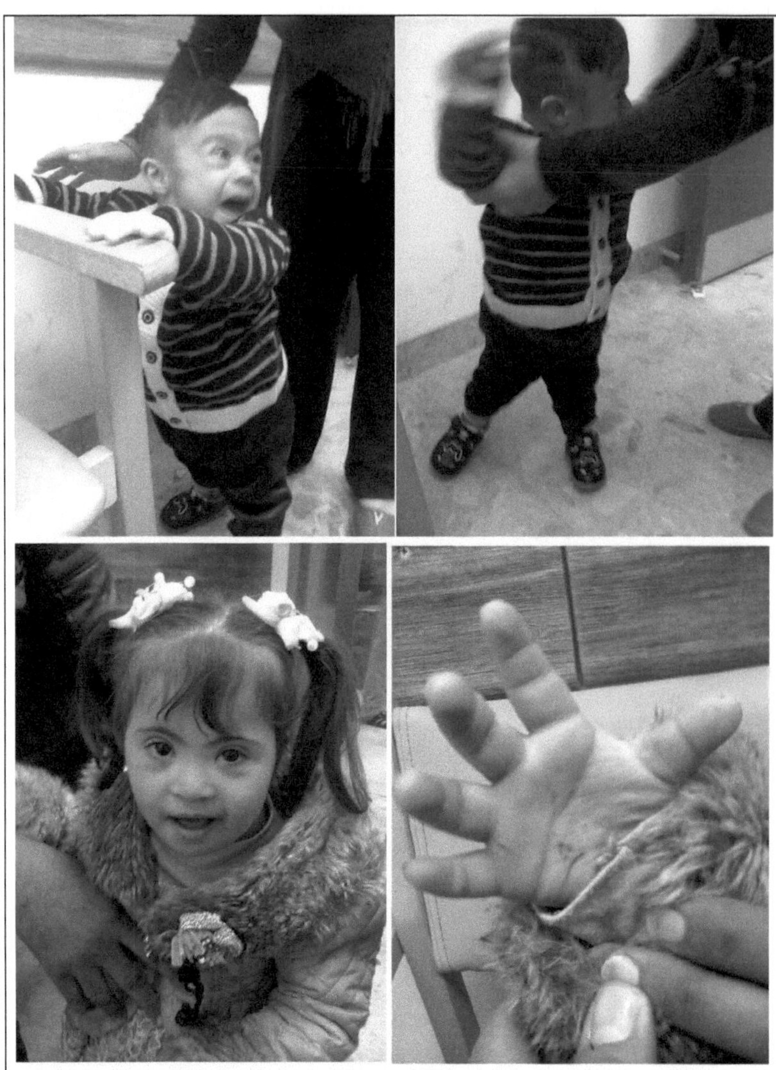

Rysunek 2.19: Chłopiec i dziewczyna z zespołem Downa i opóźnionym rozwojem motorycznym i mową. Dziewczynka miała pojedynczą marszczenie się dłoni

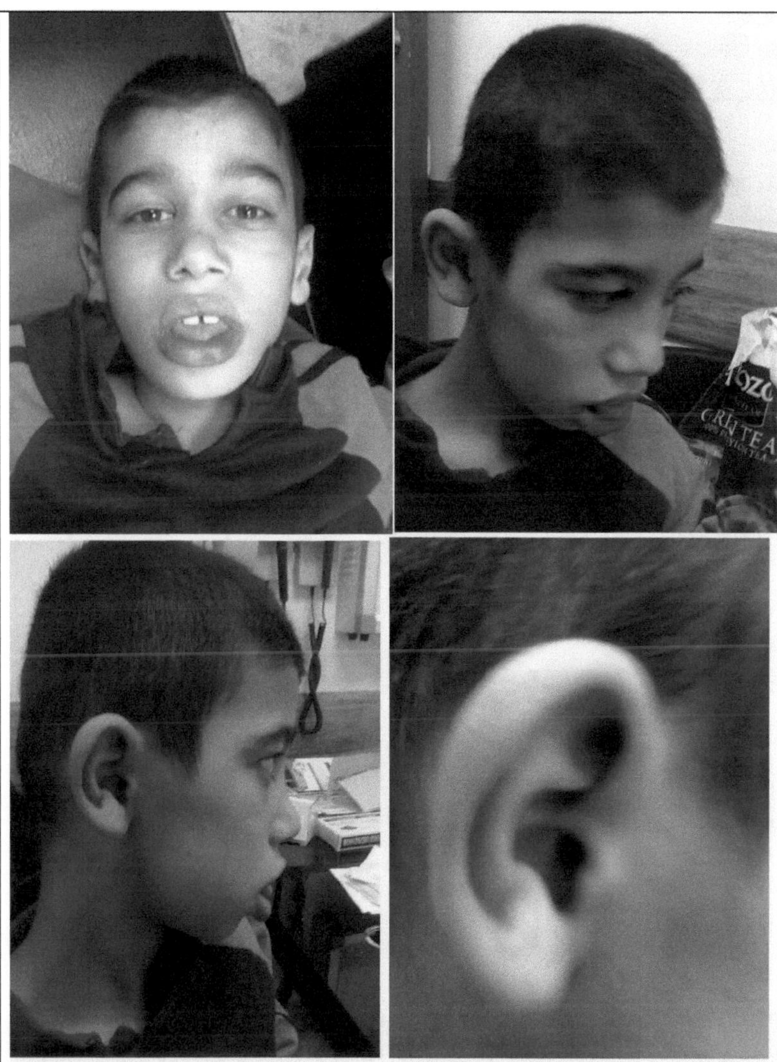

Rysunek 2.20: Chłopiec z zespołem Beckwith Wiedemann, u którego stwierdzono opóźnienie umysłowe, makroglosję, wątrobę i nawracającą hipoglikemię.

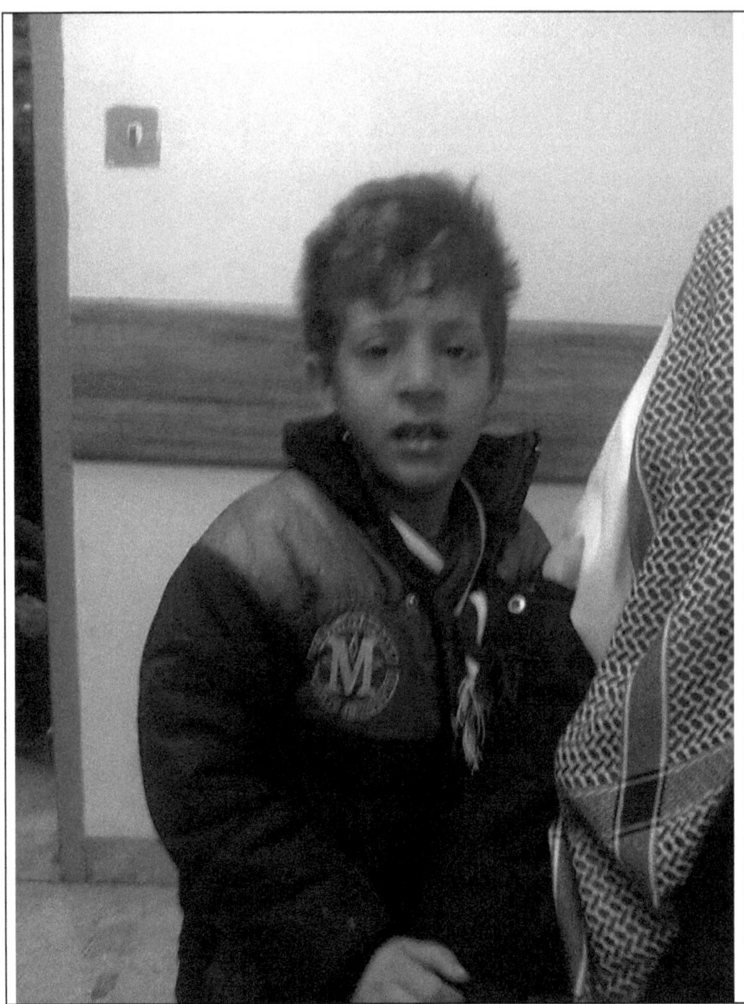

Rysunek-2.21: Chłopiec z fenyloketonurią i opóźnionym wprowadzeniem dietetycznego ograniczenia. Miał jasne włosy, nadpobudliwość i napady w przeszłości.

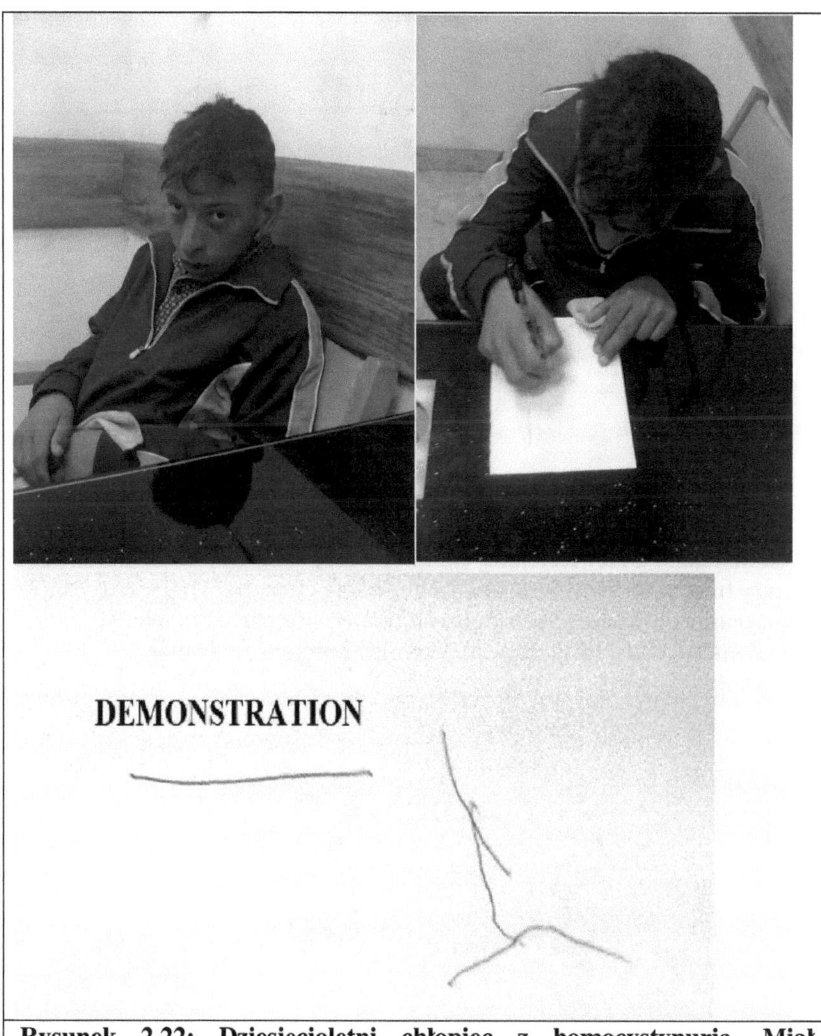

Rysunek 2.22: Dziesięcioletni chłopiec z homocystynurią. Miał zwichnięcie tylnej soczewki prawego oka i wyraźnie podwyższoną metioninę w surowicy. Nie mógł skopiować linii prostej

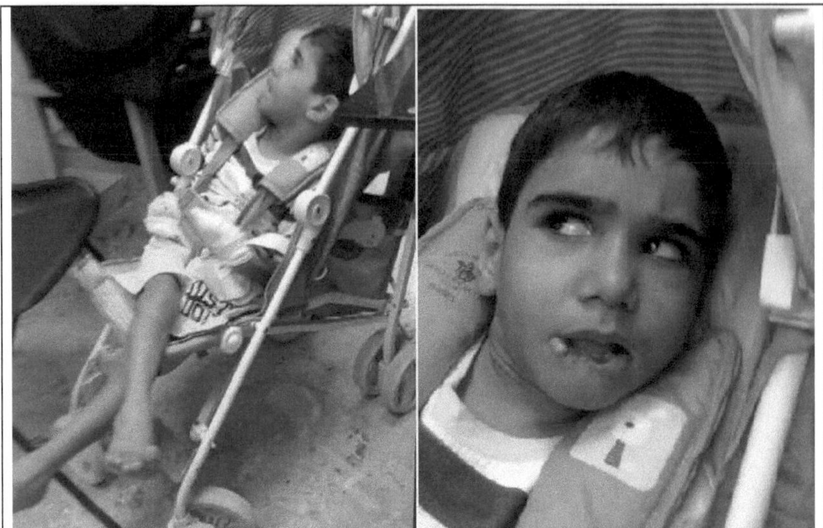

Rysunek 2.23: Dziewięcioletni chłopiec z zespołem Lescha Nyhana. Jego starszy brat zmarł w wieku 14 lat na tę samą chorobę. Miał spastyczność z nożycami na kończynach dolnych, choreoatetozę, samookaleczenia z ugryzieniami warg i rąk, hiperurykemię i kamienie nerkowe.

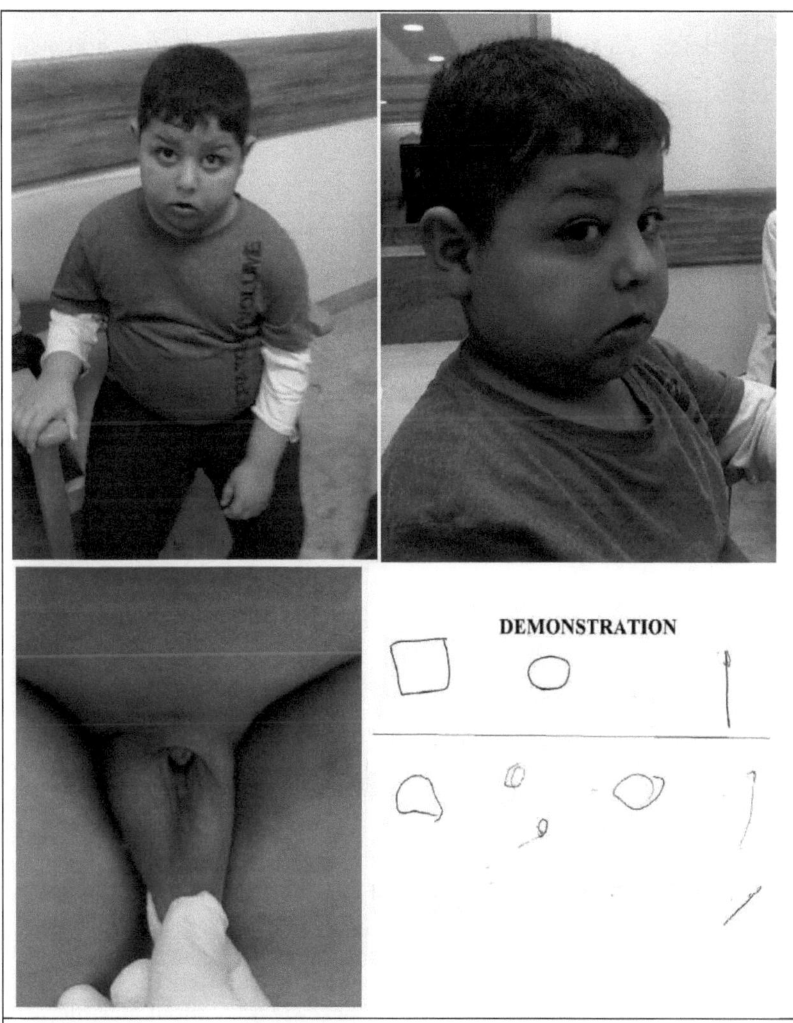

Rysunek 2.24: Siedmioletni chłopiec z zespołem Pradera-Labharta-Williego. Miał charakterystyczny wygląd twarzy, otyłość, hipogonadyzm. Mógł skopiować linię i okrąg słabej jakości, ale nie potrafił skopiować kwadratu.

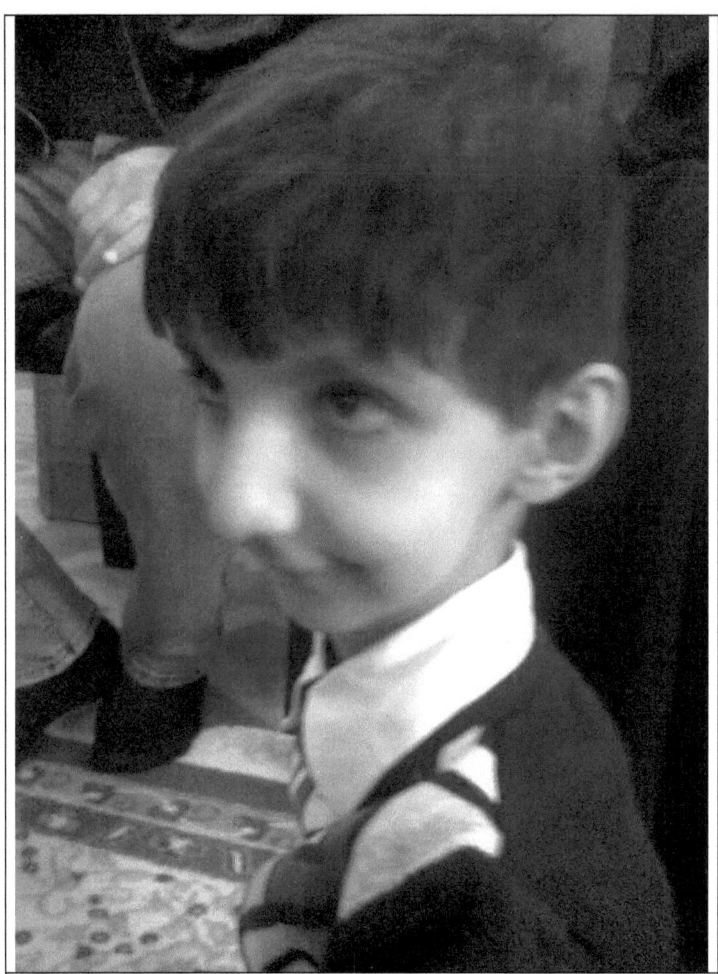

Rysunek 2.25: Ośmioletni chłopiec z Sanjadem-Sakati-Richardsonem-Kirkiem. Miał przewlekłą hipokalcemię, mikrognatię. Głęboko osadzone oczy, cienkie usta, długie filtrum i dziobaty nos.

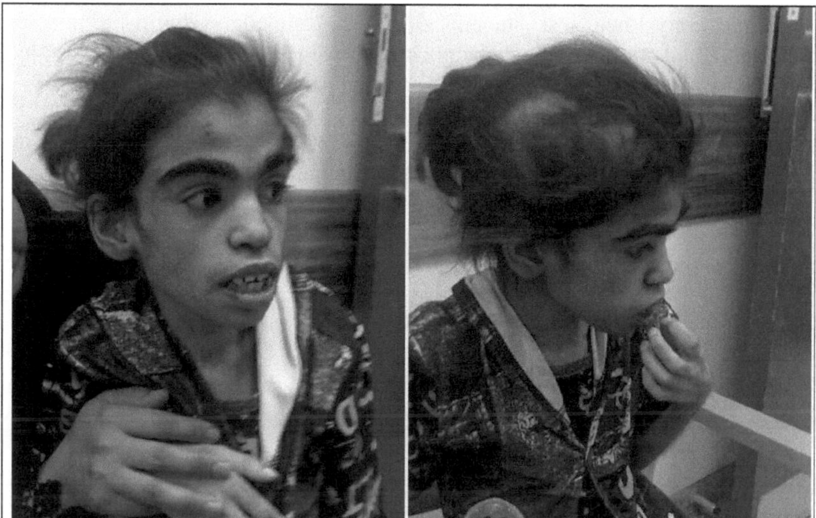

Rysunek 2.26: Dwunastoletnia dziewczynka z zespołem Trumiennej Siris. Miała trudności z karmieniem, opóźnienie wzrostu i charakterystyczne dysmorficzne rysy twarzy, w tym grube brwi, depresję i szeroki mostek nosowy, nisko osadzone uszy, duże usta z grubymi, wiecznie wygiętymi wargami górnymi i dolnymi. Pomimo hipertrichozy i hirsutyzmu, ma obszar wypadania włosów.

Upośledzenie umysłowe jest stanem złożonym, niejednorodnym, a porównanie różnych badań nad etiologią upośledzenia umysłowego jest dość trudne ze względu na zmienne kryteria włączenia.

Ostatnio podkreśla się, że tylko u części pacjentów z opóźnieniem umysłowym można postawić dokładną diagnozę etiologiczną. W tym badaniu połowa pacjentów irackich miała diagnozę idiopatycznego upośledzenia umysłowego.

Cabarcas i współpracownicy (2013) znaleźli ostateczną etiologię upośledzenia umysłowego u 64,4% swoich pacjentów, podczas gdy w tym badaniu ostateczną etiologię upośledzenia umysłowego stwierdzono u 50%.

W badaniu tym nie uwzględniono pacjentów z porażeniem mózgowym, autyzmem atypowym z opóźnieniem umysłowym i zespołem Retta z następujących powodów:

Autyzm nietypowy, wszechobecne zaburzenie rozwoju jest w większości przypadków kategoryzowane inaczej niż opóźnienie umysłowe, a jego włączenie może powodować pewne zamieszanie.

Upośledzenie ruchowe w porażeniu mózgowym może prowadzić do znacznego opóźnienia rozwojowego z niedokładnym rozpoznaniem upośledzenia umysłowego pomimo braku znacznego upośledzenia poznawczego.

Cabarcas i współpracownicy (2013) włączenie przypadków porażenia mózgowego spowodowanego niedotlenieniem okołoporodowym spowodowało, że odsetek genetycznych przyczyn upośledzenia umysłowego wyniósł 23,8%, co jest znacznie mniejsze niż odsetek genetycznych przyczyn upośledzenia umysłowego w tym badaniu, który wynosił 47%.

W tym badaniu u pacjentów z idiopatycznym upośledzeniem umysłowym było najczęstsze rozpoznanie, jednak włączenie pacjentów z porażeniem mózgowym powinno znacznie zmniejszyć jego odsetek jako przyczyny upośledzenia umysłowego.

Zgadzamy się z niedawno wyrażoną opinią Cabarcasa i jego współpracowników (2013), że odsetek idiopatycznego upośledzenia umysłowego mógłby być niższy, gdyby pacjenci mieli więcej genów.

BIBLIOGRAFIA

1-Al-Mosawi AJ. Psychiatria dziecięca: Akredytowany kurs szkoleniowy. (ed). LAP Lambert Academic Publishing, Niemcy, 2018.

2-Al-Mosawi AJ. Nowatorskie podejście terapeutyczne do idiopatycznego upośledzenia umysłowego. (ed). LAP Lambert Academic Publishing, Niemcy, 2018.

3-Al-Mosawi AJ. Rzadkie zaburzenia genetyczne w Irak . (ed). LAP Lambert Academic Publishing, Niemcy, 2011.

4-Cabarcas L, Espinosa E, Velasco H. Etiologia opóźnienia umysłowego u dzieci: doświadczenie w dwóch ośrodkach trzeciego stopnia. Biomedica 2013 lipiec-wrzesień;33(3):402-10. PMID:24652176 [artykuł w języku hiszpańskim].

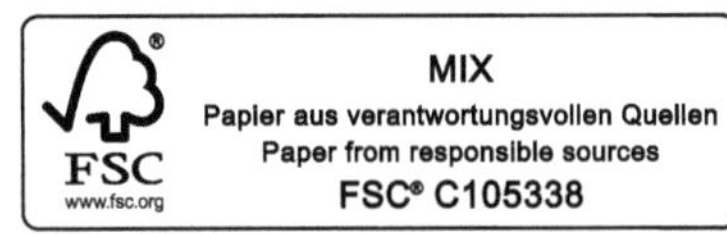

Printed by Books on Demand GmbH, Norderstedt / Germany